# 消化外科
# 临床会诊教学思维

主　　编　洪　流
副 主 编　韩　宁　柳金强　许　鹏
编　　者　（按姓氏笔画排序）

| | | | |
|---|---|---|---|
| 王　珂 | 王　勉 | 王晓谦 | 刘子源 |
| 孙　纲 | 孙　豪 | 李　波 | 李一丁 |
| 李云龙 | 杨万里 | 肖　箫 | 张　瑞 |
| 张　磊 | 张玉洁 | 陈俊峰 | 苗　妍 |
| 尚云龙 | 罗用平 | 周　威 | 钮瞭然 |
| 段理理 | 姜云峰 | 徐　云 | 徐　鹏 |

学术秘书　张　瑞

西安交通大学出版社
XI'AN JIAOTONG UNIVERSITY PRESS

**图书在版编目(CIP)数据**

消化外科临床会诊教学思维/洪流主编. — 西安：西安
交通大学出版社,2022.8
　ISBN 978-7-5693-2006-0

　Ⅰ.①消…　Ⅱ.①洪…　Ⅲ.①消化系统疾病-外科
学-诊疗　Ⅳ.①R656

中国版本图书馆 CIP 数据核字(2020)第 253667 号

xiaohua waike linchuang huizhen jiaoxue siwei

| 书　　名 | 消化外科临床会诊教学思维 |
|---|---|
| 主　　编 | 洪　流 |
| 责任编辑 | 宋伟丽 |
| 责任校对 | 赵丹青 |

出版发行　西安交通大学出版社
　　　　　(西安市兴庆南路1号　邮政编码710048)
网　　址　http://www.xjtupress.com
电　　话　(029)82668357　82667874(市场营销中心)
　　　　　(029)82668315(总编办)
传　　真　(029)82668280
印　　刷　西安明瑞印务有限公司

开　　本　727mm×960mm　1/16　印张 11.5　字数 152千字
版次印次　2022年8月第1版　2022年8月第1次印刷
书　　号　ISBN 978-7-5693-2006-0
定　　价　78.00元

# 前　言

近年来,随着工作节奏的加快和生活压力的升高,消化外科疾病发生率居高不下。在急诊外科,肠梗阻、阑尾炎等消化系统急症发病率稳居前三;在肿瘤外科,胃癌、结肠癌等消化系统肿瘤的发病率不但不断攀升,而且愈发年轻化。消化外科疾病的病种多样,很多急性起病,进展迅速且复杂多变,临床上不易鉴别诊断。一旦诊治思维出现偏差,再好的药物和手术也无法起到良好的治疗效果。

"一沙一世界,一花一天堂。无限掌中置,刹那成永恒。"临床工作中,每一位患者都是一个世界,我们无法掌握患者永恒的变化,却能借助规范的临床思维准确把握患者当下的病情;通过对当下病情的准确评估,医生才能做出精准的诊断,从而对患者进行及时有效的治疗。医生临床经验的提高依靠不断地总结知识,不断地体会病例,不断地回顾思考,不断地前瞻创新。作为《消化外科临床会诊整合思维》的兄弟篇,本书为消化外科专科医生提供了大量的病例资料,不但立足于临床实例评析了诊治期间的临床思维和诊疗方案,而且介绍了相关疾病的研究进展和知识前沿。希望这些临床病例的总结有助于提升年轻医师的临床思维,从而提高诊疗效果和患者满意度。

本书不妥之处,敬请读者不吝斧正。

洪　流

2022 年 6 月

# 目　录

# 第一章　贲门黏膜撕裂综合征

## 一、临床诊疗思维实例

## 病 例 一

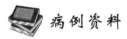 **病例资料**

患者张某,男,45 岁,自述饮酒后出现腹痛、呕血 2 小时。

**1. 根据患者目前所述信息,应首先考虑可能患有哪些疾病?**

(1)食管及胃肠道疾病:消化性溃疡出血、贲门黏膜撕裂综合征、急性憩室炎、出血性胃炎、幽门梗阻、胃排空障碍、胃部肿瘤出血。

(2)肝、胆、胰疾病:肝硬化、食管-胃底静脉曲张破裂出血、胆道出血、急性胰腺炎。

(3)其他:食物或药物刺激后出血、其他系统疾病(如心脏疾病、肾脏疾病、内分泌系统疾病、神经系统疾病、血液系统疾病等)引起的消化道出血等。

**2. 进一步问诊时需补充哪些病史信息?**

◆ **腹痛的部位、时间、性质、程度**

于 2 小时前饮酒反复呕吐后出现上腹部疼痛,呈持续性灼热痛,偶有撕裂样疼痛。

◆ **呕血的时间、量及次数**

间断呕血 2 次,均于呕吐后发生,呈鲜红色,每次量约 150 ml。

◆ **饮食、二便情况**

饮食差,排气正常,腹痛发生后排黑便 1 次,既往排大、小便正常。

◆ **是否伴有其他症状**

感乏力,无明显头晕、心慌、气短,无发热、腹泻、黄疸、腹胀等。

◆ **既往史**

既往体健,无肝炎、高血压、糖尿病病史。

◆ **个人史**

已婚,无冶游史,无疫情、疫水接触史,无手术、外伤、输血史。不吸烟,饮酒 10 余年,每次约 250 ml,2～3 次/周。

◆ **家族史**

父母已故,死因不详,家族无遗传病病史。

---

**※分析**

（1）患者腹痛、呕血症状均于饮酒后出现,发病时间不长,症状重,呕血量大,且伴有黑便症状,故考虑急性疾病（如消化性溃疡出血、急性胃炎出血、贲门黏膜撕裂综合征等）可能性大。

（2）患者腹痛为持续性灼热痛,疼痛程度不重,考虑消化性溃疡穿孔可能性不大。

（3）患者为中年男性,需完善胃镜检查,进一步排除肿瘤及胃底静脉曲张破裂出血等疾病可能,以明确诊断。

---

**3. 综合上述信息,患者的主诉是什么?**

饮酒后出现腹痛、呕血伴黑便 2 小时。

**4. 患者目前需进行哪些初步检查,检查的目的是什么?**

◆ **体格检查**

（1）目的:寻找阳性体征,进一步明确诊断。

(2)结果:具体如下。

一般查体:体温 36.7 ℃,呼吸 22 次/分,脉搏 95 次/分,血压 110/80 mmHg。神志清,发育正常,营养良好,全身皮肤无黄染,皮肤、黏膜苍白,全身未触及肿大淋巴结。双肺呼吸音清晰,未闻及干、湿啰音。心率 95 次/分,律齐,各瓣膜区未闻及杂音。双下肢无水肿,脊柱、四肢未见异常。病理反射阴性。

专科查体:腹平软,无瘢痕,未见腹壁静脉曲张。右上腹部压痛,无反跳痛及肌紧张,未触及包块。腹部移动性浊音阴性,肠鸣音 3～4 次/分。肛门指诊:入肛 5 cm 触诊肛管、肠壁光滑,未触及肿物,退出指套无血染。

**※分析**

(1)患者查体呈贫血貌,心率快,结合患者呕血、黑便病史,考虑失血性贫血。

(2)患者右上腹部压痛,尚不能为诊断提供直接依据,需要进一步完善检查以明确诊断。

◆ **实验室检查**

(1)目的:明确机体一般状况,辅助进行诊断及评估。

(2)结果:具体如下。

血常规:血红蛋白 85 g/L,红细胞 $2.99 \times 10^{12}$/L,白细胞 $11.0 \times 10^9$/L。

粪便常规:隐血试验(＋＋)。

尿常规:未见异常。

凝血功能:未见明显异常。

肝、肾功能:未见异常。

血糖、血脂:正常范围。

肿瘤标志物:甲胎蛋白(AFP)、癌胚抗原(CEA)、糖类抗原 19 - 9

(CA19-9)均在正常范围。

肝炎系列、人类免疫缺陷病毒抗体和抗原、梅毒螺旋体抗体：均阴性。

---

**※分析**

(1)患者血常规及粪便常规异常明显，结合患者症状，消化道出血、失血性贫血诊断明确，引起失血性休克，但尚处于休克代偿期。

(2)肿瘤标志物及肝炎系列检测阴性，可初步排除胃肿瘤出血及肝硬化所致食管-胃底静脉曲张破裂出血。

---

◆ **辅助检查**

(1)目的:进一步明确诊断。

(2)结果:具体如下。

腹部彩超:①脂肪肝;②胆、胰、脾、双肾未见异常。

胸部 DR:正常。

心电图:窦性心律,正常心电图。

胃镜:镜下可见胃与食管结合部黏膜有纵行撕裂伤,胃镜检查时因胃内充满血液致胃镜检查结果不满意。

活检病理:未见肿瘤细胞。

全腹 CT 平扫:未见明显异常。

---

**※分析**

(1)根据胃镜检查及病理结果明确诊断为贲门黏膜撕裂综合征。

(2)腹部彩超及 CT 进一步排除腹腔其他脏器病变。

(3)心电图及胸部 DR 为常规院前检查,无心律失常或心肌缺血性病变证据。

---

**5. 结合上述病史及初步检查结果,该患者的初步诊断及诊断依据是什么?**

◆ **初步诊断**

①贲门黏膜撕裂综合征;②急性失血性贫血。

◆ **诊断依据**

(1)患者为中年男性,饮酒呕吐后出现腹痛、呕血、黑便2小时。

(2)查体:体温36.7 ℃,呼吸22次/分,脉搏95次/分,血压110/80 mmHg。皮肤、黏膜苍白,全身未触及肿大淋巴结。右上腹部压痛,无反跳痛及肌紧张。

(3)相关检查:具体如下。

胃镜:镜下可见胃与食管结合部黏膜有纵行撕裂伤,可见出血点;胃镜检查时因胃内充满血液致胃镜检查结果不满意。

活检病理:未见肿瘤细胞。

血常规:血红蛋白85 g/L,红细胞$2.99 \times 10^{12}$/L,白细胞$11.0 \times 10^9$/L。

粪便常规:隐血试验(++)。

**6. 该患者的诊断应与哪些疾病相鉴别?**

◆ **食管-胃底静脉曲张破裂出血**

食管-胃底静脉曲张破裂出血可表现为大量呕血、黑便,伴心悸、头晕或晕厥、皮肤湿冷、血压下降等失血性休克症状,患者有肝硬化、腹水等基础性疾病和相应临床表现,胃镜或消化道造影检查见食管-胃底曲张静脉走行即可确诊。

◆ **胃溃疡出血**

胃溃疡出血主要症状为腹痛、呕血、黑便,多数患者只有便血而无呕血,有呕血者多说明出血量大或速度快。在呕血或便血后可同时表现为虚脱、无力、多汗,甚至晕厥。患者多有溃疡病史。胃镜检查可鉴别。

◆ **胃部恶性肿瘤出血**

胃部肿瘤可表现为胃部不适症状,可有上腹痛、早饱、呕吐、食欲不振等。若肿瘤晚期肿瘤长大后引起幽门梗阻,可出现餐后恶心、呕吐症状,呕吐主要以胃内容物为主。肿瘤破溃可出现出血症状,但出血量一般不大。胃镜检查并取组织送病理检查是有效的鉴别方法。

**7. 贲门黏膜撕裂综合征的治疗原则及措施有哪些?**

◆ **治疗原则**

一般情况下,食管贲门黏膜撕裂综合征(Mallory - Weiss 综合征)首选内科治疗,出血量大、内科治疗无效者考虑手术治疗。

◆ **治疗措施**

(1)一般治疗:卧床休息,严密监测生命体征及每小时尿量,保持呼吸道通畅,避免呕吐时引起窒息。定期复查血常规,必要时监测中心静脉压,尤其是老年患者。出血时给予禁食,出血停止后 24 小时可以进食流食。必要时可以放置胃管,抽出胃内容物。

(2)药物治疗:具体如下。

1)含去甲肾上腺素的冰盐水灌洗胃:去甲肾上腺素对平滑肌,特别是对血管平滑肌有较强的收缩作用。通常在 250 ml 冰盐水内加去甲肾上腺素 8 mg 经胃管注入胃内,保留 20～30 分钟吸出,重复灌洗,有较好的止血作用。

2)输血:补充血容量是治疗 Mallory - Weiss 综合征的重要措施,可以预防失血性休克。据 Freeark 等的经验,输血量为 2000～9500 ml 不等,平均输血量为 5770 ml。需要外科治疗的患者术前要做好大量输血的准备。

(3)手术治疗。手术指征:①上消化道出血经正规内科治疗而不能停止者或者转化为大出血者;②上消化道出血经内科保守治疗后出血停止但又复发,而且出血量大,继续内科治疗估计难以控制者;③大量呕血、病情危重者。

### 8. 该患者的治疗原则、经过及预后如何?

胃镜检查:镜下可见胃与食管结合部黏膜有纵行撕裂伤,可见出血点,无明显活动性出血,贲门黏膜撕裂综合征诊断明确,结合患者目前生命体征平稳,暂无手术指征,其治疗原则应为积极非手术内科治疗。给予禁食、含去甲肾上腺素冰盐水洗胃、补液、止血、营养等对症支持治疗。4 天后,患者生命体征平稳,进流食后未见呕血、黑便,未诉特殊不适,遂出院回家休养。

## 临床实例诊疗思考

(1)贲门黏膜撕裂综合征属急性上消化道出血的一种,发病突然,进展迅速,主要以剧烈呕吐为主。作为消化系统急症,若不及时、正确处理,很可能造成严重后果,因此治疗时机很关键。本例患者从出现消化道出血至入院治疗已超过 2 小时,且在此期间再发呕血,诱发或加重失血性休克,若患者在呕血出现后立即来院就诊,将为早期诊断和治疗赢得更多时间。

(2)对于本病,纤维内镜检查为首选,为确诊的主要依据。纤维内镜检查既可明确出血部位和性质,又可同时进行早期止血治疗。

(3)在日常生活中,饮酒后多有呕吐症状,反复剧烈呕吐损伤食管和胃黏膜,由此引起上消化道出血较为常见,因此大众健康普及与基层宣教工作十分重要。

# 病 例 二

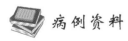 病例资料

患者李某,男,55 岁,自述 1 天前因剧烈呕吐后呕血,于当地卫生院就诊,具体治疗不详,1 小时前再次出现呕血伴黑便 2 次。

### 1. 根据患者目前所述信息,应首先考虑可能患有哪些疾病?

(1)胃肠道疾病:食管-胃底静脉曲张破裂出血、应激性胃溃疡出血、

急性食管贲门黏膜撕裂综合征、胃癌出血、急性胃肠黏膜病变等。

(2)其他:胆道出血、凝血系统疾病、继发性梅毒累及消化道、疟疾、黄热病等。

**2. 进一步问诊时需补充哪些病史信息?**

◆ **呕吐程度及次数,出血量及性质**

剧烈呕吐,首次呕吐以胃内容物为主,后续呕吐以呕血为主,呈鲜红色,量共约 300 ml。

◆ **便血次数及量**

柏油样便,2 次共约 500 ml。

◆ **有无相关诱因**

自述酒量不佳,1 天前饮酒后剧烈呕吐,后突然呕血,不常吃辛辣食物,睡眠尚可。

◆ **是否伴有其他症状**

感乏力、心慌,稍感腹痛、腹胀,无发热、寒战,无胸闷、呼吸困难等其他伴随症状。

◆ **既往史**

既往体健,无高血压、冠心病、糖尿病、肝炎等慢性疾病。

◆ **个人史**

已婚,无冶游史,无疫情、疫水接触史。无手术、外伤、输血史。不吸烟,不酗酒。

◆ **家族史**

父健在,母因高血压致脑出血已故。家族无遗传病病史。

**※分析**

（1）患者自发病起多次出现呕血、黑便，充分提示上消化道出血，短期内同时出现呕血和便血且量较大，伴乏力、心慌，说明出血迅猛，应警惕失血性休克。

（2）患者既往体健，无消化性溃疡病史，呕血后无明显疼痛，无发热、寒战，依此可与消化性溃疡穿孔相鉴别。

（3）患者本次呕血是在饮酒剧烈呕吐后出现的，诱因明确，应考虑到剧烈呕吐引起贲门黏膜撕裂或急性胃黏膜损伤的可能。患者为中年男性，暂不能排除胃部恶性肿瘤破裂引起的出血可能。

**3. 综合上述信息，患者的主诉是什么？**

剧烈呕吐后呕血、黑便 1 天。

**4. 患者目前需进行哪些初步检查，检查的目的是什么？**

◆ **体格检查**

（1）目的：寻找阳性体征，判断病情，明确诊断。

（2）结果：具体如下。

一般查体：体温 37.8 ℃，呼吸 22 次/分，脉搏 100 次/分，血压 85/60 mmHg。神志清，发育正常，贫血貌，全身皮肤无黄染，全身浅表淋巴结未触及异常肿大。双肺呼吸音清晰，未闻及干、湿啰音。心率 100 次/分，律齐，各瓣膜区未闻及杂音。双下肢无水肿，脊柱、四肢未见异常。病理反射阴性。

专科查体：腹平坦，未见胃肠型和蠕动波，腹柔软，剑突下压痛，未触及包块，肝、脾肋下未触及，墨菲征阴性，肝、脾区无叩痛，腹部移动性浊音阴性，肠鸣音未见异常，直肠指诊未触及异常，退出指套无血染。

※**分析**

　　(1)患者目前主要表现为贫血貌,呼吸、心率快,血压低,提示急性失血性休克。

　　(2)患者查体腹部无明显腹膜炎体征,提示暂不考虑急性胃肠穿孔可能。

　　(3)患者无肝大、肝掌、蜘蛛痣、腹水等肝硬化体征,暂不考虑食管-胃底静脉曲张破裂出血可能。

◆ **实验室检查**

(1)目的:寻找异常指标,总体评估机体一般状况。

(2)结果:具体如下。

血常规:红细胞 $2.52 \times 10^{12}/L$,白细胞 $10.0 \times 10^9/L$,红细胞压积 28.5%,血红蛋白 80 g/L。

粪便常规:柏油样便,隐血试验(＋＋＋)。

尿常规:未见异常。

凝血功能:活化部分凝血活酶时间(APTT)31 秒,凝血酶原时间(PT)17 秒,纤维蛋白原(FIB)4 g/L,凝血酶时间(TT)14 秒,INR1.0。

肝功能、肾功能、血糖、血脂:未见异常。

肝炎系列、人类免疫缺陷病毒抗体和抗原、梅毒螺旋体抗体:均阴性。

肿瘤标志物:无明显异常。

※**分析**

　　(1)大便隐血试验强阳性,血红蛋白下降,凝血功能异常,支持消化道出血诊断。

　　(2)肝功能、肾功能、肿瘤标志物检查无明显异常,间接排除肝硬化致食管-胃底静脉曲张破裂出血及消化道肿瘤破裂出血可能。

◆ **辅助检查**

（1）目的：查找出血部位，进一步明确诊断。

（2）结果：具体如下。

急诊胃镜：食管腔可见暗红色血凝块残留，所见黏膜可有暗红色血液附着，食管下段贲门上方右侧壁、近后壁可见长约 1.5 cm 纵行黏膜深凹陷，似有新鲜血液渗出，内镜通过顺利，管腔扩张度好，诊断提示贲门黏膜撕裂伴出血。

腹部彩超：肝、胆、胰、脾、肾未见异常。

胸部 DR：正位片所示未见异常。

心电图：窦性心动过速。

> ※**分析**
> 　目前胃镜提示贲门黏膜撕裂伴出血，故诊断明确。

**5. 结合上述病史及初步检查结果，该患者的初步诊断及诊断依据是什么？**

◆ **初步诊断**

①贲门黏膜撕裂伴出血；②急性失血性休克；③失血性贫血。

◆ **诊断依据**

（1）患者为中年男性，主诉饮酒剧烈呕吐后呕血、黑便 1 天。

（2）查体：呼吸 22 次/分，脉搏 100 次/分，血压 85/60 mmHg，呈贫血貌，浅表淋巴结未触及肿大，剑突下压痛，未触及包块，肛门指诊无明显异常。

（3）相关检查：具体如下。

血常规：红细胞 $2.52 \times 10^{12}$/L，白细胞 $10.0 \times 10^{9}$/L，红细胞压积 28.5%，血红蛋白 80 g/L。

粪便常规：柏油样便，隐血试验（＋＋＋）。

凝血功能：活化部分凝血活酶时间（APTT）31 秒，凝血酶原时间（PT）17 秒，纤维蛋白原（FIB）4 g/L，凝血酶时间（TT）14 秒，INR1.0。

急诊胃镜：食管腔可见暗红色血凝块残留，所见黏膜可有暗红色血液附着，食管下段贲门上方右侧壁、近后壁可见长约 1.5 cm 纵行黏膜深凹陷，似有新鲜血液渗出，内镜通过顺利，管腔扩张度好。

**6. 该患者的诊断应与哪些疾病相鉴别？**

#### ◆ 肝硬化致食管-胃底静脉曲张破裂出血

患者多有慢性肝炎、肝硬化等基础病变，出血常由进食干硬食物、饮酒诱发。体格检查多有肝病面容、腹壁静脉曲张、腹水等表现，实验室检查可有肝功能异常，上消化道内镜下可见蚯蚓样曲张静脉。

#### ◆ 急性胃、十二指肠溃疡出血

胃、十二指肠溃疡出血占上消化道出血的首位，且以十二指肠球部溃疡出血多见，患者一般有慢性胃病史，且呈季节性发作和规律性疼痛，溃疡活动期饮酒或服用非甾体抗炎药等药物往往导致出血，胃溃疡出血一般既有呕血又有黑便，十二指肠溃疡出血多以黑便为主，确诊主要依靠胃镜检查。

#### ◆ 上消化道恶性肿瘤出血

上消化道恶性肿瘤可出现上消化道出血症状，如食管癌、胃癌出血往往在肿瘤较晚期出现，早期一般无消化道不适症状，内镜下直视可见肿瘤糜烂出血表现，同时胃镜下取材活检可明确肿瘤细胞类型。

**7. 该患者的治疗原则及措施有哪些？**

#### ◆ 治疗原则

积极控制出血，立即补液、输血、纠正休克，必要时手术止血。

#### ◆ 治疗措施

（1）患者明确为贲门黏膜撕裂所致出血，以 $H_2$ 受体阻滞剂或质子泵抑制剂为首选。

（2）患者处于失血性休克早期，应积极补充血容量，尽快纠正休克，可输全血或血浆代用品。

（3）治疗过程中需注意保证电解质平衡、补充足够能量，这有助于机体恢复及起到止血作用。

（4）静脉用药效果欠佳时，可采用内镜下局部喷洒凝血酶、注射立止血或采用高频电凝止血或激光止血。

（5）若经内科积极治疗未能止血者应考虑外科手术治疗。

## 临床实例诊疗思考

（1）本病多见于中年患者，主要表现为剧烈呕吐后出现食管、胃黏膜撕裂继发出血。主要发病机制为反复呕吐使贲门括约肌功能失调，腹肌收缩，膈肌下降，腹内压增高，此时幽门关闭，贲门及食管扩张，由于逆蠕动使内容物强行通过贲门，造成黏膜撕裂。多数患者有暴饮暴食或长期饮酒等不良习惯，导致本病发生。

（2）部分消化道出血患者病情急、出血量大，极易引起失血性休克，危及患者生命。因此在临床工作中，对于此类患者应首先判断是否存在失血性休克等危及生命的症状、体征，积极抗酸、补液、止血、抗休克，维持生命体征，保持呼吸道通畅，防止误吸发生，待病情稍稳定后再行进一步检查，以免在检查过程中再发呕血，甚至大出血，致使病情进一步加重。需行胃镜检查者，多考虑行床旁胃镜，在胃镜下行止血治疗。若进行性出血，保守治疗无效，应考虑手术治疗止血。

# 二、临床诊疗思维扩展

## 1. 上消化道出血的原因有哪些？

（1）炎症因素：主要指胃肠道黏膜炎症引起的充血、水肿、糜烂、溃疡。其中以胃溃疡引起出血者居多，其他如急性胃黏膜病变、黏膜脱垂、息肉、结核、钩虫感染均可引起。

（2）机械因素：胃、十二指肠、空肠憩室并感染致黏膜糜烂出血；食管裂孔疝引起的黏膜擦伤、嵌顿、绞窄、梗阻，甚或坏疽、穿孔可引起出血；剧烈呕吐使胃内压力骤升可引起食管与胃连接处黏膜撕裂出血。

（3）血管因素：肝硬化引起食管-胃底静脉曲张破裂、动脉粥样硬化、过敏性紫癜、遗传性毛细血管扩张症、毛细血管脆性增加性疾病、胃底动脉畸形等，均可引起出血。

（4）肿瘤因素：上消化道肿瘤（如胃癌、食管癌、胃肉瘤、平滑肌瘤等）可因肿瘤缺血、坏死或穿透胃肠引起出血。

（5）邻近器官病变：动脉瘤、坏死性胰腺炎、胰腺肿瘤等均可引起出血。

（6）全身性疾病：急性感染，如败血症、流行性出血热、重症肝炎；血液系统疾病，如血友病、再生障碍性贫血、白血病、血小板减少性紫癜；尿毒症；结缔组织疾病，如系统性红斑狼疮、结节性多动脉炎；心血管系统疾病；多发性骨髓瘤等。

**2. 上消化道出血的症状有哪些？**

（1）呕血、黑便：呕血、黑便是特征性表现，每日出血量 5～10 ml，粪便隐血试验可呈阳性反应，每日出血量 50～100 ml 可出现黑便。胃内积血量 200～300 ml，可引起呕血，一次出血量不超过 400 ml，无全身症状。如出血后血液在胃内潴留，因经胃酸作用变成酸性血红蛋白而呈咖啡色；如出血量多，速度快则常呕新鲜血液。黑便或柏油样便是血红蛋白中的铁经硫化物作用形成硫化铁所致。

（2）失血性周围循环衰竭：消化道出血患者因失血量过大，出血速度过快，出血不止可致急性周围循环衰竭。临床上可出现头昏、乏力、心悸、恶心、口渴、出冷汗、昏厥、皮肤灰白、湿冷，进一步出现心率加快、血压下降，甚至休克，需要积极抢救治疗。

（3）贫血：慢性严重消化道出血患者可出现贫血相关临床表现，如疲乏困倦，轻度无力、活动后气促心悸，头昏眼花以及面色苍白。

（4）氮质血症：可分为肠源性、肾性和肾前性氮质血症。肠源性氮质血症指在上消化道出血后,血液中蛋白质在肠道内被大量吸收,以致血中尿素氮水平升高。

(5)发热:大量出血时,多数患者在 24 小时内出现低热,持续数日。发热原因可能是由于血流量减少、贫血、周围循环衰竭等因素导致体温调节中枢功能障碍。

**3. 如何根据临床表现判断出血位置及出血量?**

(1)食管出血:呕血为主,一般为鲜血,量大,如混有胃酸可为暗红色。

(2)胃出血:可表现为呕血、黑便或仅有黑便。少量呕血表现为咖啡色或混有食物,短期大量出血可表现为呕吐大量暗红色或鲜红色血性液体。

(3)十二指肠出血:多为黑便、柏油样便。出血量大时,反流入胃可呕暗红色血液。

**4. 如何估计出血严重程度及判断周围循环状态?**

(1)粪便隐血阳性:5～10 ml/d。

(2)黑便:50～70 ml/d。

(3)呕血:胃内储血量 200～300 ml。

(4)出血量＜400 ml:一般无全身症状。

(5)出血量 400～500 ml:可出现全身症状。

(6)中等出血(700 ml):可表现为贫血、口渴、软弱无力、血压下降,起立时头晕。

(7)大量出血(1500～2500 ml):可导致休克(烦躁不安、神志不清、面色苍白、四肢湿冷、脉细、脉压下降、发绀),甚至死亡。

**5. 上消化道出血常用的辅助检查有哪些?**

(1)腹部 CT:有助于了解肝、脾、血管、淋巴结等情况。

(2)MRI 门静脉、胆道重建成像:可帮助了解门静脉直径、有无血栓、癌栓形成及胆道病变等。

(3)选择性动脉造影:若患者处于上消化道持续大量出血紧急状态,以至于胃镜检查无法安全进行或因积血影响视野而无法判断出血灶,此时行选择性肠系膜动脉造影可能发现出血部位,并可进行栓塞治疗。

(4)X线钡剂造影:因一些肠道解剖部位不能被内镜探及而造成病变遗漏,这时可通过 X 线钡剂造影检查得以补救。但在活动性出血后不宜过早进行钡剂造影,否则会因按压腹部而引起再出血或加重出血。一般主张在出血停止、病情稳定 3 天后谨慎操作。

(5)放射性核素扫描:经内镜及 X 线检查阴性的病例,可做放射性核素扫描。当有活动性出血,且出血速度>0.1 ml/min 时,放射性核素扫描便可以显示出血部位。

**6. 如何判断活动性出血或再出血?**

当有下列表现时,提示存在活动性出血或再出血。

(1)反复呕血,胃管抽吸呈持续血性,呕血转为鲜红色。

(2)黑便持续存在,次数增多,变稀,大便颜色为暗红色,肠鸣音亢进。

(3)循环衰竭无改善或恶化。

(4)中心静脉压波动或稳定后又下降。

(5)红细胞、血红蛋白、红细胞压积(HCT)下降,网织红细胞升高。

(6)血尿素氮(BUN)持续不降或再次升高。

(7)内镜下病灶有新鲜出血或渗血。

(8)选择性动脉造影阳性。

以下情况应注意:

(1)48 小时未再出血,再出血的可能性小。

(2)食管-胃底静脉破裂出血较消化性溃疡出血再出血可能性大。

(3)出血量大、速度快者再出血可能性大。

(4)有原发性高血压或动脉硬化者再出血可能性大。

**7. 消化道出血患者的饮食有哪些注意事项?**

(1)忌酒、烟:有消化道出血的患者在平时一定要忌烟、酒,因为喝酒在很大程度上会损害胃黏膜,而烟叶中的有害成分对消化道黏膜有较大的刺激作用,易引起消化道黏膜炎症,造成幽门及食管下端括约肌功能紊乱,以致胆汁及胃内容物反流,加重病情。对有上消化道出血病史的患者,禁烟尤为重要。

(2)忌饮浓茶、浓咖啡:浓茶、浓咖啡可强烈刺激胃酸分泌,不利于消化道黏膜炎症的消退和溃疡面的愈合,因此有消化道出血病史的患者不宜饮浓茶和浓咖啡。

(3)忌食辛辣刺激性及干硬食物:辛辣刺激性食物可损伤胃肠黏膜,而干硬食物本身可划伤上消化道黏膜引起出血。

# 第二章　胃肠道间质瘤

## 一、临床诊疗思维实例

## 病 例 一

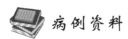病例资料

患者魏某,女,51岁,自述2天前发现大便发黑,今日自觉上腹部不适,呕血1次,并再次排黑便。

**1. 根据患者目前所述信息,应首先考虑哪些可能疾病?**

(1)胃、十二指肠疾病:胃、十二指肠溃疡出血,急性胃黏膜损伤出血。

(2)肝胆疾病:肝硬化致食管-胃底静脉曲张破裂出血、胆道出血等。

(3)其他消化道疾病或全身性疾病:消化道急性炎症、肿瘤,血液系统疾病(如血小板减少性紫癜、血友病)等。

**2. 需进一步问诊补充哪些病史信息?**

◆ **黑便的量和性质**

2天前出现黑便,量不详,今日排柏油样便1次,约200 ml。

◆ **呕血的量和性质**

呕血1次,量约为500 ml,为鲜红色,不含凝血块。

◆ **是否伴有其他症状**

略感恶心、腹胀、乏力,无反酸、嗳气,无腹痛、腹泻,无发热,无头晕、

心慌、气短。

#### ◆ 有无疾病诱发因素

无明显诱因,近2天未进食干硬食物或饮酒、熬夜,无误吞异物。

#### ◆ 精神、睡眠、饮食、排气排便及体重情况

精神、睡眠尚可,饮食一般,近期体重无明显变化,排便习惯无改变,小便正常。

#### ◆ 既往史

既往体健,无胃、十二指肠溃疡病史,无肝炎、肝硬化、高血压、冠心病、糖尿病病史。

#### ◆ 个人史

已婚,爱人体健,育一子体健,无冶游史,无疫情、疫水接触史。无手术、外伤、输血史。不吸烟,不饮酒。50岁绝经。

#### ◆ 家族史

父母健在,家族无遗传病病史。

---

※分析

(1)患者黑便、呕血症状发生突然,但发病无明显诱因,亦无明显腹痛,结合既往无消化性溃疡、慢性肝炎、肝硬化病史,胃、十二指肠溃疡出血或肝硬化致食管-胃底静脉曲张破裂出血可能性较小。

(2)患者近期无明显消化道不适,体重无明显减轻,排便习惯亦无明显变化,胃肠道恶性肿瘤可能性较小。

(3)患者有呕血且为鲜红色,考虑上消化道出血可能性大。

(4)患者短期内反复便血,且呕血量较大,病情进展快,应注意预防大出血及失血性休克,应迅速完善相关检查,明确诊断以止血。

---

**3. 综合上述信息,患者主诉是什么?**

黑便2天,呕血1次。

**4. 患者目前需进行哪些初步检查,检查的目的是什么?**

◆ **体格检查**

(1)目的:寻找阳性体征,帮助诊断。

(2)结果:具体如下。

一般查体:体温 36.5 ℃,呼吸 18 次/分,脉搏 93 次/分,血压 100/70 mmHg。发育正常,一般状态欠佳,贫血面容,自主体位,步入病房,神志清楚,查体合作。全身皮肤无黄染,全身未触及肿大淋巴结。双肺呼吸音清晰,未闻及干、湿啰音。心率 93 次/分,律齐,各瓣膜区未闻及杂音。双下肢无水肿,脊柱、四肢未见异常。病理反射阴性。

专科查体:腹平坦,未见胃肠型和蠕动波,未见腹壁静脉曲张。全腹软,中上腹压痛(+),无反跳痛及肌紧张,Murphy 征阴性,未触及包块。肝、脾肋下未及。肝、肾区无叩击痛。腹部移动性浊音阴性。听诊肠鸣音活跃,可闻及气过水声。肛门指诊未见明显异常,退出指套无血染。

---

※**分析**

(1)患者查体贫血貌明显,心率快,血压偏低,考虑失血所致,应积极补液,并完善血常规等检查,必要时输血,防治失血性休克。

(2)患者腹部查体中上腹压痛,但无腹膜刺激征,听诊肠鸣音活跃并闻及气过水声,考虑与出血导致肠腔内大量积血有关,需进一步完善检查明确诊断。

---

◆ **实验室检查**

(1)目的:辅助诊断及评估机体一般状况。

(2)结果:具体如下。

血常规:白细胞 $7.19 \times 10^9$/L,中性粒细胞百分比 66.4%,红细胞 $4.3 \times 10^{12}$/L,血红蛋白 90 g/L,血小板 $226 \times 10^9$/L。

尿常规:无异常。

粪便常规:隐血试验(+)。

凝血功能:活化部分凝血活酶时间(APTT)27.2秒,凝血酶原时间(PT)14.1秒,纤维蛋白原(FIB)2.8 g/L,凝血酶时间(TT)16.7秒,INR0.8。

肝功能、肾功能、离子:谷丙转氨酶（ALT）31 U/L,谷草转氨酶(AST)38 U/L,总胆红素(TBILI)17.9 $\mu$mol/L,直接胆红素(DBILI)2.8 $\mu$mol/L,间接胆红素(IBILI)15.1 $\mu$mol/L;总蛋白(TP)84 g/L,白蛋白（ALB）46.2 g/L;$K^+$ 3.9 mmol/L,$Na^+$ 140 mmol/L,$Cl^-$ 102 mmol/L;余各项无明显异常。

术前感染四项:无异常。

肿瘤标志物:无异常。

---

**※分析**

　　患者血红蛋白低,凝血功能轻度异常,粪便隐血试验阳性,考虑与消化道出血有关。需进一步完善其他相关检查。

---

◆ **辅助检查**

(1)目的:进一步明确诊断。

(2)结果:具体如下。

全腹CT平扫:胃大弯侧胃壁增厚,可见一 3.0 cm×5.0 cm 软组织密度影向腹腔内突出,边缘光滑,肿块内部密度不均,可见钙化点,CT值约为 37HU。肿块与周围组织界限尚清。腹腔内未见肿大淋巴结和积液,肝、胆、胰、脾未见异常。

胃镜:胃大弯侧见 3.0 cm×3.0 cm 球形隆起,表面光滑,包膜完整,周围胃壁无增厚,偏前壁侧见 1.0 cm×1.0 cm 溃疡。诊断为胃黏膜下肿物合并溃疡,考虑间质瘤可能性大。

---

**※分析**

　　综合CT及胃镜检查提示胃黏膜下肿物合并溃疡,高度怀疑间质瘤可能。

---

**5. 结合上述病史及初步检查结果,该患者初步诊断及诊断依据是什么?**

◆ **初步诊断**

①胃黏膜下肿物合并溃疡出血;②失血性贫血。

◆ **诊断依据**

(1)患者为中年女性,黑便 2 天,呕血 1 次。

(2)查体:体温 36.5 ℃,呼吸 18 次/分,脉搏 93 次/分,血压 100/70 mmHg。发育正常,贫血面容,神志清楚。腹平坦,未见胃肠型和蠕动波,未见腹壁静脉曲张。全腹软,中上腹压痛(+),无反跳痛及肌紧张,Murphy 征阴性,未触及包块。肝、脾肋下未及。肝、肾区无叩击痛。腹部移动性浊音阴性。听诊肠鸣音活跃,可闻及气过水声。肛门指诊未见明显异常,退出指套无血染。

(3)相关检查:具体如下。

血常规:白细胞 $7.19 \times 10^9/L$,中性粒细胞百分比 66.4%,红细胞 $4.3 \times 10^{12}/L$,血红蛋白 90 g/L。

粪便常规:隐血试验(+)。

全腹 CT 平扫:胃大弯侧胃壁增厚,可见一 3.0 cm×5.0 cm 软组织密度影向腹腔内突出,边缘光滑,肿块内部密度不均,可见钙化点,CT 值约为 37 HU。肿块与周围组织界限尚清。腹腔内未见肿大淋巴结和积液,肝、胆、胰、脾未见异常。

胃镜:胃大弯侧见 3.0 cm×3.0 cm 球形隆起,表面光滑,包膜完整,周围胃壁无增厚,偏前壁侧见 1.0 cm×1.0 cm 溃疡。诊断为胃黏膜下肿物合并溃疡,考虑间质瘤可能性大。

**6. 该患者诊断应与哪些疾病相鉴别?**

◆ **胃癌**

早期胃癌多数患者无明显症状,少数患者有恶心、呕吐或有类似溃疡的上消化道症状。疼痛与体重减轻是进展期胃癌最常见的临床症状,随着病情进展,出现上腹部疼痛加重、食欲下降、乏力、消瘦,部分患者有恶心、呕吐。晚期胃癌患者常可出现贫血、消瘦、营养不良,甚至恶病质等表现。胃镜活检可明确诊断。

#### ◆ 胃神经鞘瘤

临床表现无特异性,可有上腹部疼痛、饱胀不适感、腹部包块、梗阻、疼痛、呕血、黑便或单纯扪及腹部包块等。胃神经鞘瘤可采用术前超声内镜下的穿刺活检明确诊断,胃间质瘤诊断主要依据胃的超声内镜检查和腹部增强 CT 检查。

#### ◆ 急性胃、十二指肠溃疡穿孔

多数患者有溃疡病史,夜间饥饿痛,进食后缓解,腹部剧烈疼痛,查体呈板状腹,中上腹部压痛,伴反跳痛,听诊肠鸣音弱。叩诊肝浊音界缩小或消失。腹部立位 X 线片可见膈下游离气体。

#### ◆ 胃、十二指肠溃疡大出血

胃、十二指肠溃疡大出血的临床表现取决于出血量和出血速度。患者的主要症状是呕血和排柏油样黑便,多数患者只有黑便而无呕血。呕血前常有恶心,便血前后可有心悸、眼前发黑、乏力、全身疲软,甚至出现晕厥。患者多有典型溃疡病史。如出血速度缓慢则血压、脉搏改变不明显。短期内失血量超过 800 ml,可出现休克症状。胃镜有助于明确诊断。

### 7. 胃肠道间质瘤(GIST)的治疗原则及措施有哪些?

#### ◆ 治疗原则

对于局限性 GIST 和潜在可切除 GIST,手术切除是首选治疗方法。

(1)手术目标是尽量争取 R0 切除。如果初次手术仅为 R1 切除,术后切缘阳性,目前国内外学者倾向于进行分子靶向药物伊马替尼治疗,一般不主张再次补充手术。

(2)GIST 很少发生淋巴结转移,一般情况下不必行常规清扫,但在存在病理性肿大的淋巴结的情况下,需考虑 SDH 缺陷型 GIST 的可能,应切除病变淋巴结。

（3）术中应避免肿瘤破裂，注意保护肿瘤假性包膜的完整，肿瘤破溃出血的原因包括术前较少发生的自发性肿瘤破溃出血以及术中触摸肿瘤不当造成的破溃出血。因此，术中探查需细心。

◆ **治疗措施**

**手术治疗**：局部切除适用于大部分患者，切缘离病灶 2 cm 一般能满足 R0 切除要求。

（1）胃间质瘤：尽量避免全胃切除，单灶性病变估计需要全胃切除者可先行辅助化疗；对多灶性巨大 GIST 或同时性多发肿瘤（如 GIST＋胃癌），可行全胃切除；近端胃切除适用于胃上部 GIST 切除缝合后可能引起胃入口狭窄者。

（2）非胃间质瘤：指单灶性病变位于非胃部位的 GIST，一般恶性程度相对较高，一经发现均应考虑手术切除，术后辅以靶向药物伊马替尼治疗，效果较佳，可最大限度减少复发和转移的风险。尽量避免过度切除小肠所导致的不良预后及并发症；在行肠吻合时，注意避免肠道狭窄的风险。

**分子靶向药物治疗**：具体如下。

（1）术前治疗：术前治疗的意义在于减小肿瘤体积、降低临床分期、缩小手术范围，避免不必要的联合脏器切除，降低手术风险，增加根治性切除机会。

（2）术后治疗：根据 GIST 的肿瘤大小、原发部位、核分裂象的数量进行危险度分级，分为极低、低、中、高四级。同时根据肿瘤基因分型：*PDGFRA* 外显子 18 D842V 突变的 GIST 对伊马替尼原发耐药，辅助治疗未能获益，不推荐给予伊马替尼辅助治疗；*c-kit* 外显子 9 突变和野生型的 GIST 能否从辅助治疗中获益存在争议，暂不能作为评估辅助治疗适应证的依据。不同等级及基因分型使用分子靶向药物的年限是不一样的。建议对非胃来源的 GIST，使用伊马替尼辅助治疗 3 年。对姑息性切除或切缘阳性者，可给予甲磺酸伊马替尼以控制术后复发，改善预后。

**8. 该患者的治疗原则、经过及预后如何？**

本病例肿瘤最大直径＞2 cm，符合手术指征，故行腹腔镜下胃部分切除术。

经积极术前准备，全麻建立气腹后，经前壁打开胃壁，见肿瘤呈有蒂球形，表面黏膜溃疡。用 Endo - GIA 闭合离断（黏膜下）肿物，止血后缝合胃部切口，于胃后壁放置一胶管引流。左侧肋下切口约 3 cm，取出肿瘤，手术结束，安返病房。术中失血约 100 ml，未输血，输液量 2000 ml，手术时间 2 小时。

术后病理结果：胃间质瘤。核分裂象＜5/50HPF，以梭形细胞为主，细胞无明显异型性，局部少量坏死，胃壁切缘见肿瘤组织。免疫组化：CD117（＋），CD34（＋），SMA（－），CD23（－），S - 100（少量，＋/－），Dsemin（－），Ki - 67（＜1%，＋）。

## 临床实例诊疗思考

（1）本例患者以消化道出血为主要临床表现，临床上消化道出血为常见急症，引起消化道出血的原因也较多，出血原因及出血部位的判定是临床要点也是难点。出血量较大的患者，可在短期内出现休克症状，临床遇到此类患者时应首先判定其是否存在休克表现，存在休克表现者应先抢救生命，再进一步寻找出血部位及原因，做相应对症及对因治疗。

（2）腹腔镜下胃肿瘤局部切除方式：胃前壁肿瘤通常用 Endo - GIA 楔形切除。确定肿瘤位置后，用超声刀分离胃短血管。腹腔镜胃楔形切除术切缘超过肿瘤边缘 1～2 cm。肿瘤和部分正常胃壁由内镜直线切割吻合器切除。胃后壁肿瘤切除可采取以下两种方式：一种是根据胃网膜分区和胃短血管走行，拉起并旋转胃大弯，保留胃后壁，后壁肿瘤切除类似于前壁肿物切除。另一种是在胃前壁打孔，直视下找到肿瘤并切除。通过术中胃镜指引，或在肿瘤周围注射稀释的肾上腺素（1：100 000）进行肿瘤定位，肾上腺素还可以帮助分离胃黏膜层和防止出血。

# 病 例 二

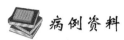 **病例资料**

患者章某，男，50 岁，自述间断性腹痛、腹胀伴恶心、呕吐 1 个月。今日自觉症状加剧，无发热。

**1. 根据患者目前所述信息，应首先考虑哪些可能疾病？**

（1）消化道疾病：肠梗阻、消化性溃疡穿孔、炎性肠病、肠易激综合征、功能性消化不良。

（2）腹腔疾病：腹腔肿瘤、其他疾病引起的腹腔积液等。

**2. 需进一步问诊补充哪些病史信息？**

◆ **腹痛的部位、性质、诱因**

腹痛以左上腹部为主，疼痛较剧烈，无放射，无明显诱因。腹痛与精神状态无关。

◆ **呕吐物性质**

呕吐物为胃内容物，呕吐后症状缓解不明显。

◆ **有无其他伴随症状**

未诉其他特殊不适。

◆ **饮食及二便情况**

食欲差，未排气、排便 2 天。

◆ **既往史**

既往体健，无高血压、冠心病、糖尿病、消化性溃疡、慢性胃肠炎等慢性疾病。

◆ **个人史**

已婚，无冶游史，无疫情、疫水接触史。无手术、外伤、输血史。无吸

烟、饮酒史。

### ◆ 家族史

父母健在,家族无遗传病病史。

---

**※分析**

(1)患者中年男性,腹痛、腹胀,伴恶心、呕吐,停止排气、排便,首先需要考虑是否为肠梗阻可能。

(2)间断性腹痛、腹胀,再发加剧,以左上腹部为主,患者虽无消化性溃疡表现,仍不能排除消化性溃疡穿孔可能性,需要进一步完善检查加以明确。

(3)中年患者,病程短,症状与精神状态无关,暂不考虑肠易激综合征诊断。

---

### 3. 综合上述信息,患者主诉是什么?

间断腹痛、腹胀,伴恶心、呕吐 1 个月,停止排气、排便 2 天。

### 4. 患者目前需进行哪些初步检查,检查的目的是什么?

### ◆ 体格检查

(1)目的:寻找阳性体征,明确诊断。

(2)结果:具体如下。

一般查体:体温 36.6 ℃,呼吸 19 次/分,脉搏 76 次/分,血压 122/85 mmHg。发育正常,营养中等,急性面容,表情痛苦,自主体位,神志清楚,查体合作。全身皮肤无黄染。双肺呼吸音清晰,未闻及干、湿啰音。心率 76 次/分,律齐,各瓣膜区未闻及杂音。双下肢无水肿,脊柱、四肢未见异常。病理反射阴性。

专科查体:未见腹壁静脉曲张,未见胃肠型和蠕动波。左上腹部轻度压痛,无反跳痛及肌紧张,余腹部无明显压痛。左上腹可触及一约 5.0 cm× 4.0 cm 肿物,表面光滑,边界清楚,活动度尚可,无触痛。Murphy 征阴性,腹部移动性浊音阴性,肠鸣音 2 次/分,较弱。肛门指

诊:未触及肿块,退出指套未见血染。

> **※分析**
>
> 　　患者查体示腹部肿块伴肠鸣音减弱,考虑腹腔肿瘤可能,需要进一步完善相关检查明确诊断。

#### ◆ 实验室检查

(1)目的:辅助诊断。

(2)结果:具体如下。

血常规:白细胞 $10.52\times10^9/L$,余未见明显异常。

粪便常规:未见异常。

尿常规:未见异常。

凝血功能:未见异常。

肝、肾功能:未见异常。

肝炎系列、人类免疫缺陷病毒抗体和抗原、梅毒螺旋体抗体:均阴性。

肿瘤标志物:CEA、AFP、CA19-9 未见异常。

> **※分析**
>
> 　　患者白细胞略高,提示机体炎症存在。

#### ◆ 辅助检查

(1)目的:进一步明确诊断。

(2)结果:具体如下。

腹部超声:左上腹部小肠肠内可见一 5.5 cm×4.9 cm 肿块,肿物可见散在点状高密度影;肠管明显积气;肝、胆、胰、脾、肾未见异常。

腹部 DR:膈下未见游离气体影,小肠走行区见肠管积气影,可见气液平面,考虑肠梗阻。

腹部 CT:左上腹部小肠肠管内出现类圆形的软组织密度影,大小约

为 6.3 cm×5.4 cm×2.0 cm，密度不均，平扫 CT 值约 20 HU，边界欠清，可见点状钙化灶。对其进行增强扫描显示，病灶的实性部分均明显强化，CT 值约 105 HU，肿瘤内坏死，囊性变区无强化，为占位性病变（多考虑 GIST）。

> **※分析**
>
> 综合辅助检查，考虑空肠肠内占位性病变伴肠梗阻。

**5.** 结合上述病史及初步检查结果，该患者初步诊断及诊断依据是什么？

◆ **初步诊断**

空肠肠内占位性病变伴肠梗阻。

◆ **诊断依据**

(1)患者为中年男性，间断腹痛、腹胀，伴恶心、呕吐 1 个月，停止排气、排便 2 天。

(2)查体：生命体征平稳，左上腹部轻度压痛，无反跳痛及肌紧张，余腹部无明显压痛。左上腹可触及一约 5.0 cm×4.0 cm 肿物，表面光滑，边界清楚，活动度尚可，无触痛。肠鸣音 2 次/分，较弱。

(3)相关检查：具体如下。

血常规：白细胞 $10.52×10^9/L$，余未见明显异常。

腹部超声：左上腹部小肠肠内可见一 5.5 cm×4.9 cm 肿块，肿物可见散在点状高密度影。

腹部 DR：膈下未见游离气体影，小肠走行区见肠管积气影，可见气液平面，考虑肠梗阻。

腹部 CT：左上腹部小肠肠管内出现类圆形的软组织密度影，大小约为 6.3 cm×5.4 cm×2.0 cm，密度不均，平扫 CT 值约 20 HU，边界欠清，可见点状钙化灶。对其进行增强扫描显示，病灶的实性部分均明显强化，CT 值约 105 HU，肿瘤内坏死，囊性变区无强化，为占位性病变（多考虑 GIST）。

**6. 该患者诊断应与哪些疾病相鉴别？**

### ◆ 胃、十二指肠溃疡穿孔

穿孔溢液可沿结肠旁沟流至右下腹，患者症状与急性肠梗阻腹痛很相似。患者一般既往有慢性消化性溃疡病史，且呈季节性发作和规律性疼痛。溃疡活动期饮酒或服用阿司匹林等药物往往导致出血和穿孔。查体时患者腹肌紧张，肠鸣音消失，腹膜刺激征也更为明显。腹部立位平片可见膈下有游离气体，对鉴别诊断有较大帮助。

### ◆ 炎性肠病

本病可以出现腹泻、黏液便、脓血便、大便次数增多、腹胀、腹痛、消瘦、贫血等表现，伴有感染者尚可有发热等中毒症状，结肠镜检查及活检是有效的鉴别方法。

### ◆ 肠易激综合征

肠易激综合征是一组持续或间歇发作，以腹痛、腹胀、排便习惯和（或）大便性状改变为临床表现，而缺乏胃肠道结构和生化异常的肠道功能紊乱性疾病。患者以中青年人为主，发病年龄多见于 20～50 岁，女性较男性多见，有家族聚集倾向，常与其他胃肠道功能紊乱性疾病（如功能性消化不良）并存伴发。

### ◆ 慢性肠粘连

临床表现可因粘连程度和粘连部位不同而有所不同，轻者可无任何不适感觉或者偶尔在进食后出现轻微的腹痛、腹胀等，重者可经常有腹痛、腹胀、排气不畅、嗳气、大便干燥、腹内有气体乱窜，甚至引发不全梗阻，有腹部手术史、外伤史或者反复出现腹腔感染者多见。

**7. 肠梗阻的治疗原则及措施有哪些？**

### ◆ 治疗原则

肠梗阻诊断明确后，如保守治疗无效，症状不缓解或加重应尽早行手术治疗，积极防治并发症。

◆ **治疗措施**

非手术治疗仅适用于单纯性肠梗阻。对于血运障碍性肠梗阻,主要措施如下。

(1)一般治疗:包括禁食、禁水、胃肠减压、液体疗法、纠正电解质及酸碱失衡、防治感染、营养支持等。

(2)手术治疗:是治疗肠梗阻的重要手段。

手术适应证:①已确诊或怀疑绞窄性肠梗阻,特别是闭袢性肠梗阻。②肿瘤所致的完全性肠梗阻。③肠扭转,肠套叠。④巨大异物,如巨大粪石、柿石等引起的肠梗阻。⑤结肠直径≥14 cm,小肠直径≥8 cm。⑥腹内、外疝嵌顿所致的急性肠梗阻。⑦先天性肠道畸形引起的肠梗阻。⑧Ⅲ级、Ⅳ级(腹内压≥26 mmHg)腹腔间室综合征。⑨经24～48小时非手术治疗症状不缓解者。

手术方式:有肠粘连松解术、肠排列术、肠套叠或肠扭转复位术、肠切开取异物术、肠切除肠吻合术、肠造口术等。针对不同病因,采用不同的术式治疗。

**8. 该患者的治疗原则、经过及预后如何?**

对于本患者,空肠肠内占位性病变(GIST 可能性大)伴肠梗阻诊断明确,有手术指征,治疗原则应为积极手术治疗。

该患者完善术前检查后,急诊在全麻下行剖腹探查术、部分小肠切除肠吻合术。术中探查见:肠管积气扩张明显,少量浆液渗出,距 Treitz 韧带约 16 cm 处可见一肿瘤,大小约 7.0 cm×5.6 cm×2.5 cm,肉眼所见肿块隆起于肠管壁,呈灰白色,包膜完整,无出血,无坏死灶。术后给予心电监护、吸氧、血氧饱和度监测,禁食、禁水、抗炎、补液、营养支持治疗,逐步恢复饮食后出院。

术后病理:光镜下见肿块由梭形细胞构成,细胞丰富,血管增生明显,标本未见异型细胞,可见部分核分裂象,胞质丰富,局部未见出血坏死伴囊性变。免疫组化:CD117(＋)、CD34(＋)、GOD－1(－)、Ki－67

（＜1％）。病理诊断：GIST。

给予甲磺酸伊马替尼辅助治疗，嘱 3 个月后行 CT 或 MRI 检查。

## 临床实例诊疗思考

（1）本例患者主诉比较典型，首先应该考虑肠梗阻的可能，临床上遇到类似病例一定要警惕，并且建议积极行 CT 检查，以明确肠梗阻的原因及部位。肠梗阻常见原因包括肿瘤压迫、中毒、腹部术后肠粘连、粪石堵塞等。此例患者经检查明确为肠道肿物阻塞所致，应积极进行手术治疗，根据术中及病理情况判断肿瘤良、恶性及确定治疗方法。

（2）尽管肠道包块来源及性质存在多种可能，如肠息肉、肠良性肿瘤、肠恶性肿瘤、炎性包块、粪便干结、异物堵塞等，但小肠肿瘤相对少见，若无恶性证据，应考虑到 GIST 的可能。

# 二、临床诊疗思维扩展

## 1. 如何诊断 GIST？

GIST 可以发生在消化道任何部位，最常见位置是胃（50％～70％），其次为小肠（20％～30％），结直肠约占 10％，食管仅占 3％～5％。最常见的症状是消化道出血所致贫血（38％）和腹痛（40％）。约 50％患者腹部查体可扪及包块，少见症状有食欲不振、体重下降、恶心、阻塞性黄疸和吞咽困难。诊断主要通过内镜、影像学检查及病理检查明确。

（1）影像学诊断：临床上超声检查是诊断 GIST 的常用方法，具有无创性、可重复性，并可对其危险程度及侵袭性进行评估。增强 CT 可以确定肿瘤大小，与周围组织关系，有无远处转移及判断药物疗效，是 GIST 首选检查方法与术前评估的手段；层螺旋 CT 诊断 GIST 可准确鉴别肿瘤良、恶性，为术前病理判断及术式选择提供客观依据。MRI 在 GIST 诊断中的作用与 CT 相仿，可替代 CT 检查，为制订临床治疗方案提供有效依据，但价格较贵，不适宜用作常规检查。

（2）内镜诊断：胃肠镜及胶囊肠镜可对肿瘤进行直接观察，但 GIST 常位于黏膜下，内镜有时只能观察到黏膜下局限性隆起包块，活检率低，不能定性，且不能发现肠外型 GIST。超声内镜检查是诊断黏膜下肿瘤的最佳方法，准确可靠，对诊断 GIST 的准确度及敏感度均在 90% 以上，并且可在超声内镜引导下行细针活检，增加了术前检出率。

（3）病理诊断：美国国立综合癌症网络（NCCN）推荐病理学作为 GIST 诊断金标准，用显微镜检查组织形态，免疫组化检测（CD117、CD34 和 DOG1）与形态学改变有助于诊断 GIST。

**2. CT 检查在 GIST 诊断中的应用有哪些？**

CT 检查操作方便、显像良好、价格适中，成为 GIST 治疗前诊断、定性和治疗后疗效评估首选的影像学检查手段。

CT 图像上显示的病灶部位、大小、形态、密度、强化方式及程度等征象，可用于病灶定位定性以及初步的恶性程度评估。其中，肿块部位、大小可作为病理学上评估 GIST 危险度的标准之一。

多数学者的研究支持 GIST 的大小、原发部位与危险程度显著相关这一理论。部分学者认为，肿块形态是否规则以及肿块内部是否伴有囊性变、坏死可以作为评估 GIST 危险度的可靠指标。

危险程度高的 GIST 在增强 CT 上多表现为体积较大、边界欠清、形态多不规则、密度不均匀，多伴有囊性变、坏死，增强扫描强化明显。危险程度低的 GIST 则与之相反。

CT 灌注扫描成像可以反映 GIST 内部的微循环状态，其中 GIST 的表面通透性及血流量与危险程度显著相关，肿瘤血管的表面通透性越高，血流量越大，提示 GIST 的恶性度越高，这一点可为临床制订治疗方案提供依据。

**3. 不同部位 GIST 的手术治疗如何？**

（1）食管-胃结合部 GIST：尽量行楔形切除或切开胃壁经胃腔内切除，以保留贲门功能，避免行近端胃切除术；肿瘤较大无法行局部切除，且预计残胃容积≥50％的患者，可考虑行近端胃切除术；近端胃切除术后可尝试行双通道吻合、空肠间置等进行抗反流消化道重建；发生反流性食管炎的患者需服用抑酸药物。

（2）胃GIST：肿瘤直径＞2 cm、位于胃大弯侧或前壁的GIST，应行局部切除；幽门附近的GIST，要考虑保留幽门功能，如病变位于幽门环，必要时可行远端胃切除术；胃体后壁GIST，腔外型行楔形切除，腔内型通过切开肿瘤边缘胃壁，外翻肿瘤后切除并缝合胃壁；胃小弯侧GIST，注意保护迷走神经，以免造成胃瘫；尽量避免因GIST行全胃切除术，尽量沿肿瘤基底部行局部切除。

（3）十二指肠GIST：应尽量保护壶腹和胰腺功能，并行符合生理的消化道重建；较小的内生性肿瘤，可考虑内镜下处理；包膜完整，无周围器官浸润的GIST，首选局部R0切除；靠近幽门的十二指肠球部GIST，可行远端胃部分切除；非乳头区的GIST，可行选择节段性十二指肠切除术；乳头区GIST，未侵犯胰腺，行保留胰腺的十二指肠切除；侵犯胰腺，应行（保留幽门）胰十二指肠切除术；较大的系膜侧GIST，可行胰十二指肠切除术。

（4）小肠GIST：孤立且游离的小肠GIST，行节段小肠切除；近端空肠GIST，应离断Treitz韧带；末端回肠GIST，应切除回盲部；大网膜包裹肿瘤时，应一并切除；累及多处肠管时，应整块切除病变，但重建后的消化道吻合口不宜过多。

（5）结（直）肠GIST：结肠GIST，行结肠部分切除；如有淋巴结转移行根治性结肠切除（CME）。直肠GIST，应完整切除，若手术后切缘阴性，不推荐行淋巴结清扫，推荐行保留直肠的局部切除；若手术后切缘阳性，不主张再次手术。

**4. GIST术后辅助治疗有哪些？**

推荐具有中-高危复发风险的患者行术后辅助治疗；推荐伊马替尼400 mg/d作为手术后辅助治疗的初始剂量。中危：非胃来源GIST，术后辅助治疗时间为3年；胃来源GIST，术后辅助治疗时间为1年。高危:术后辅助治疗时间至少 3 年。发生肿瘤破裂者,可考虑延长时间。

特殊类型:*PDGFRA* 外显子 18 D842V 突变的 GIST 对伊马替尼原发耐药,不推荐使用伊马替尼辅助治疗;*c-kit* 外显子 9 突变 GIST,伊马替尼应增加至 600～800 mg/d;野生型 GIST 是否从辅助治疗中获益尚存争议。

转移/复发/不可切除 GIST 的药物治疗:伊马替尼,400 mg/d(*c-kit* 外显子 9 突变 GIST,初始剂量为 600～800 mg/d)。常见不良反应有水肿、胃肠道反应、白细胞减少、皮疹、贫血、肌肉痉挛和腹泻,多数患者对症治疗后可改善或恢复正常。

**5. GIST 危险度如何分级?**

GIST 的生物学行为多样,目前国内外普遍认可的危险度分级标准是美国国立卫生研究院原发 GIST 危险度分级方案(2008 年改良版)。

美国国立卫生研究院原发 GIST 危险度分级如表 2-1 所示。

**表 2-1　美国国立卫生研究院原发 GIST 危险度分级**

| 危险度分级 | 肿瘤大小<br>(cm) | 核分裂象计数<br>(/50HPF) | 肿瘤原发部位 |
|---|---|---|---|
| 极低 | ≤2 | ≤5 | 任何部位 |
| 低 | 2.1～5 | ≤5 | 任何部位 |
| 中等 | 2.1～5 | 6～10 | 胃 |
| 高 | <2 | 6～10 | 任何部位 |
| | 5.1～10 | ≤5 | 胃 |
| | 任何 | 任何 | 肿瘤破裂 |
| | >10 | 任何 | 任何部位 |
| | 任何 | >10 | 任何部位 |
| | >5 | >5 | 任何部位 |
| | >2 且<5 | >5 | 非胃原发 |
| | >5 且<10 | ≤5 | 非胃原发 |

# 第三章　壶腹周围癌

## 一、临床诊疗思维实例

### 病 例 一

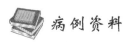 **病例资料**

患者梁某,男,70岁,自述上腹胀痛半月余,1天前出现周身皮肤及巩膜黄染。

**1. 根据患者目前所述信息,应首先考虑哪些可能疾病?**

(1)肝胆疾病:先天性胆管囊状扩张症、胆石症、胆囊癌、肝良性肿瘤、肝硬化、原发性或转移性肝癌。

(2)胰腺疾病:急性胆源性胰腺炎、胰腺囊性肿瘤、胰腺癌、壶腹周围癌。

**2. 需进一步问诊补充哪些病史信息?**

◆ **腹胀的性质、程度**

腹胀于半月前开始出现,时轻时重,进食后加重,大部分时间腹部存在不适感。

◆ **腹痛的时间、性质**

腹痛间断出现,为中上腹胀痛,未向他处放射,持续时间长,发作不频繁,按压、揉搓或热敷等方法可部分缓解。

◆ **饮食、排尿排便情况,是否有便血或大便习惯改变**

食欲不振,进食明显减少,近来体重有明显下降。尿色变深,大便色浅,无便血,无大便习惯改变等。

◆ **是否伴有其他症状**

10天前出现寒战、高热,后自行热退,伴乏力,无腹泻、恶心、呕吐等伴随症状。

◆ **既往史**

脑梗死病史10余年,无明显后遗症;高血压病史20余年,长期服用硝苯地平药物治疗,血压控制良好。否认糖尿病、冠心病、消化性溃疡等病史。否认外伤手术史。

◆ **个人史**

已婚,配偶及子女均体健。无冶游史,无疫情、疫水接触史。无输血史。饮酒40余年,平均白酒每日100 ml,吸烟40余年,20支/日。

◆ **家族史**

父母已故,父亲死因不详,母亲死于脑卒中,否认家族遗传病病史。

---

※分析

(1)患者腹部胀痛症状出现时间不长,程度不甚严重,不适感为主,没有腹泻症状,且1天前出现黄疸,故考虑各种慢性胃肠疾病可能性不大。

(2)患者二便均有异常,尿液呈浓茶色,大便呈灰色陶土状,结合腹痛症状,胆道梗阻性疾病可能性大,急、慢性胰腺炎诊断可基本排除。

(3)患者腹痛为间断发作,疼痛不重,且不频繁,位置不确定,无肩背放射痛,体重出现明显下降,10余天前出现寒战、高热,后自行热退,急性胆囊炎可能性小。

（4）患者为老年男性，不明原因出现上腹胀痛，黄疸明显，需完善血常规、尿常规、粪常规、肝功能、肿瘤标志物检查与影像学相关检查，进一步诊断是否存在肿瘤等疾病可能。

**3. 综合上述信息，患者主诉是什么？**

上腹胀痛半月余，皮肤、巩膜黄染 1 天。

**4. 患者目前需进行哪些初步检查，检查目的是什么？**

◆ **体格检查**

（1）目的：寻找阳性体征，进一步明确诊断。

（2）结果：具体如下。

一般查体：体温 36.6 ℃，呼吸 20 次/分，脉搏 78 次/分，血压 140/80 mmHg。神志清，发育正常，营养良好，全身皮肤及巩膜黄染，全身未触及肿大淋巴结。双肺呼吸音清晰，未闻及干、湿啰音。心率 78 次/分，律齐，各瓣膜区未闻及杂音。双下肢无水肿，脊柱、四肢未见异常。病理反射阴性。

专科查体：腹平软，无瘢痕，未见腹壁静脉曲张。上腹部深压痛，无反跳痛及肌紧张，肝、脾无肿大，胆囊未触及肿大，全腹未触及包块。Murphy 征阴性，腹部移动性浊音阴性，肠鸣音 4～5 次/分，未闻及血管杂音。

※**分析**

患者查体除上腹部深压痛外无阳性体征，不能为诊断提供依据，需要进一步完善相关检查明确诊断。

◆ **实验室检查**

（1）目的：明确机体一般状况，辅助进行诊断。

（2）结果：具体如下。

血常规:未见异常。

粪便常规:隐血试验阳性。

尿常规:UBG(－),BIL(＋＋)。

凝血功能:未见异常。

肝、肾功能:AST 140 U/L、ALT 281 U/L、GGT 739 U/L、ALP 282 U/L、TBIL 69 $\mu$mol/L、DBIL 43 $\mu$mol/L、IBIL 27 $\mu$mol/L。

血脂:总胆固醇 5.93 mmol/L、甘油三酯 2.13 mmol/L。

血糖:7.39 mmol/L。

糖化血红蛋白:7.1％。

肿瘤标志物:CEA 5.57 ng/ml、CA19－9＞1200 U/L、CA242 121.5 U/ml、CA50＞500 U/ml、PSA 6.66 ng/ml。

肝炎系列、人类免疫缺陷病毒抗体和抗原、梅毒螺旋体抗体:均阴性。

---

※分析

(1)患者尿胆红素、转氨酶、血清总胆红素均有升高,提示有轻度梗阻性黄疸。

(2)肿瘤标志物 CA19－9、CA242 均有明显升高,提示胰腺癌、胆囊癌、结直肠癌可能。

(3)患者二便均有异常,尿液呈浓茶色,大便呈灰色陶土状,同样提示胆道梗阻,需进--步完善其他相关检查。

(4)患者血糖、血脂稍高,为基础疾病。

---

◆ 辅助检查

(1)目的:进一步明确诊断。

(2)结果:具体如下。

心电图:窦性心律,正常心电图。

腹部彩超:肝内、外胆管扩张,胰管扩张明显,胆总管末端实性肿物。

胸部 DR：未见异常。

全腹 CT 平扫：十二指肠降段内侧壁有局限性不规则增厚，壶腹部有占位，肝内、外胆管扩张，胰管扩张，胆囊增大。

ERCP：十二指肠内侧壁表面粗糙，十二指肠乳头处不规则占位，呈结节状，质脆。活检病理：中分化乳头状腺癌。

※分析

结合 CT、ERCP 检查及病理结果，该患者为壶腹周围癌诊断明确，肿瘤位于十二指肠乳头处，且肿瘤可能已侵及胆总管。

**5. 结合上述病史及初步检查结果，该患者初步诊断及诊断依据是什么？**

◆ **初步诊断**

壶腹周围癌。

◆ **诊断依据**

(1)患者为老年男性，上腹胀痛半月余，皮肤、巩膜黄染 1 天。

(2)查体：全身皮肤及巩膜黄染，全身未触及肿大淋巴结。上腹部深压痛，无反跳痛及肌紧张，肝、脾无肿大，胆囊未触及肿大，全腹未触及包块。Murphy 征阴性，腹部移动性浊音阴性，肠鸣音 4～5 次/分，未闻及血管杂音。

(3)相关检查：具体如下。

肝、肾功能：AST 140 U/L、ALT 281 U/L、GGT 739 U/L、ALP 282 U/L、TBIL 69 $\mu$mol/L、DBIL 43 $\mu$mol/L、IBIL 27 $\mu$mol/L。

肿瘤标志物：CEA 5.57 ng/ml、CA19 - 9＞1200 U/L、CA242 121.5 U/ml、CA50＞500 U/ml、PSA 6.66 ng/ml。

全腹 CT 平扫：十二指肠降段内侧壁有局限性不规则增厚，壶腹部有占位，肝内、外胆管扩张，胰管扩张，胆囊增大。

ERCP：十二指肠内侧壁表面粗糙，十二指肠乳头处不规则占位，呈结节状，质脆。

活检病理:中分化乳头状腺癌。

**6. 该患者诊断应与哪些疾病相鉴别?**

◆ **各种慢性胃部疾病**

胃部疾病可有腹部疼痛,但腹痛多与饮食有关,黄疸少见,利用 X 线钡餐检查及纤维胃镜检查不难做出鉴别。

◆ **黄疸型肝炎**

起初两者易混淆,但肝炎患者有接触史,经动态观察,黄疸初起时患者血清转氨酶增高,黄疸多为肝细胞性黄疸,2～3 周后逐渐消退,血清碱性磷酸酶多不高。

◆ **胆石症、胆囊炎**

腹痛呈阵发性绞痛,急性发作时常有发热和白细胞升高,黄疸多在短期内消退或有波动,无明显体重减轻。

◆ **原发性肝癌**

常有肝炎或肝硬化病史、血清甲胎蛋白阳性,先有肝肿大,黄疸在后期出现,腹痛不因体位变化而改变,超声检查和放射性核素扫描可发现肝占位性病变。

◆ **急、慢性胰腺炎**

急性胰腺炎患者多有暴饮暴食史,病情发作急骤,血白细胞、血尿淀粉酶升高。慢性胰腺炎患者可以出现胰腺肿块(假囊肿)和黄疸,酷似胰腺癌,而胰腺深部癌压迫胰管也可以引起胰腺周围组织的慢性炎症。腹部 CT 检查多可显示胰腺病变及其程度,腹部 X 线平片发现胰腺钙化点对诊断慢性胰腺炎有帮助,但有些病例经过各种检查后有时也难鉴别,可在剖腹探查手术中用极细穿刺针做胰腺穿刺活检,以助鉴别。

◆ **胰头癌**

腹痛较重,B 超、CT 等检查可见胰腺内肿块。临床上可进行 B 超、PTC、ERCP、CT、MRI 等检查,结合症状、体征便可诊断胰头癌,并与易误诊的有关疾病相鉴别。壶腹周围癌发展缓慢，黄疸出现早，预后相对较好，而胰头癌发展迅速，出现胰腺和周围淋巴结转移，黄疸出现晚，预后差。

### 7. 壶腹周围癌的治疗原则及措施有哪些？

#### ◆ 治疗原则

以手术切除为主的综合治疗。

#### ◆ 治疗措施

一般治疗：主要为对症支持治疗及做好术前准备。因手术范围广，创伤大，加之患者长期黄疸，肝、肾功能损害，消化吸收功能低下，营养不良，应给予必要的营养支持，并给予胆盐、胰酶等助消化药，给予维生素K，必要时术前输血、血浆、白蛋白以纠正贫血及低蛋白血症。

手术治疗：外科手术是本病唯一可能的治愈方法，最常用术式为胰十二指肠切除术（也称 Whipple 手术）。如癌肿已侵及门静脉，腹膜后广泛转移、肝转移时，可行内引流术以减轻黄疸，如胆囊空肠吻合术、胆总管空肠（或十二指肠）吻合术等姑息性旁路手术；若发生十二指肠狭窄可行胃空肠吻合术。

化学疗法：本病对化疗一般不敏感，常用 5-FU、丝裂霉素或阿糖胞苷、长春新碱等联合用药。

### 8. 该患者的治疗原则、经过及预后如何？

本患者壶腹周围癌诊断明确，CT 检查未见明确远处转移征象，有手术指征，其治疗原则应为积极手术治疗。

该患者经完善术前检查及评估，择期在全麻下行腹腔镜辅助胰十二指肠切除术。术中探查见腹腔内无积液，肝脏无转移，腹腔无种植转移，肠系膜无明显肿大淋巴结，十二指肠乳头处及内侧肠壁浆膜层稍有挛缩。术后给予禁食水、抗炎、补液、营养支持治疗，逐步恢复饮食。术后病理：十二指肠内侧壁中分化乳头状腺癌，淋巴结未查见癌转移。转入肿瘤科。

## 临床实例诊疗思考

（1）近年来，壶腹周围癌在国内外的患病率均明显上升，其患病率在恶性肿瘤中居第 8、9 位，但病死率却高居恶性肿瘤的第 4 位。壶腹周围癌恶性程度高，预后差，因其解剖位置深，并有胃肠道毗邻和掩盖，加之早期症状不特异，多数患者就诊时肿瘤已到晚期。患者早期多主诉上腹部非特异性症状，如上腹部不适、隐痛、饱胀感等，到晚期可有腰背部放射痛或剧痛，易致误诊、误治。黄疸为壶腹周围癌最突出的临床表现，但多数患者出现黄疸时提示病程已到中晚期。

（2）本例患者肿瘤标志物升高明显，但目前并未发现有任何一种肿瘤标志物对特异性诊断壶腹周围癌具有统计学意义。肿瘤标志物作为个体检查结果只能进行参考以及后续治疗的评价，如果有临床症状或者壶腹周围癌诊断倾向，还需进行 ERCP、CT 与 MRI 检查。

（3）确诊的壶腹周围癌患者应合理选择个体化手术方式。经术前充分准备，患者多能耐受手术，尽可能行根治性胰十二指肠切除术。对于合适病例，行局部切除术治疗壶腹部肿瘤逐步被人们认可。壶腹周围癌如病变广泛、无法根治切除时，可行姑息性胆肠吻合术或介入放置内支架以解除黄疸，行胃肠吻合术预防十二指肠梗阻，并辅助化疗和免疫治疗，以减轻患者症状，延长患者生命。

# 病　例　二

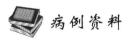 病例资料

患者刘某某，女，88 岁，进行性全身皮肤、巩膜黄染伴腹痛 2 月余。

### 1. 根据患者目前所述信息，应首先考虑哪些可能疾病？

（1）肝胆疾病：黄疸型病毒性肝炎、原发性胆汁性肝硬化、急性梗阻性化脓性胆管炎、胆总管结石、原发性胆囊癌或原发性肝癌。

（2）胰十二指肠疾病：胰头癌、乏特氏壶腹周围癌、急慢性胰腺炎等。

**2. 需进一步问诊补充哪些病史信息？**

◆ **腹痛的性质、程度**

腹痛间断出现，为中上腹胀痛，不剧烈，发作不频繁，改变体位可部分缓解。

◆ **饮食、排尿排便情况**

食欲不振，进食减少，尿色深如浓茶色，大便色浅，无便血，近来体重减轻 3 千克。

◆ **有无相关诱因**

无饮酒嗜好，不常吃辛辣食物，睡眠休息尚可。

◆ **是否伴有其他全身症状**

近一周以来出现皮肤瘙痒，伴间歇性寒战及发热，最高体温 39.5 ℃。

◆ **既往史**

否认"肝炎、结核、伤寒"等传染病，否认"高血压、心脏病、糖尿病"等，否认药物与食物过敏史。

◆ **个人史**

已婚，育有三女两子，均体健，无冶游史，无疫情、疫水接触史。无手术、外伤、输血史，偶饮酒，无吸烟史。

◆ **家族史**

父母均已故，死因不详。家族无遗传病病史。

---

※**分析**

(1)患者全身皮肤及巩膜黄染、皮肤瘙痒、浓茶色尿、大便颜色变浅等提示梗阻性黄疸可能，伴高热、寒战，不排除化脓性胆管炎。

---

（2）患者为老年女性,近来体重减轻明显,应考虑癌症可能,胆道梗阻可能与占位性病变有关,需要进一步完善相关检查加以明确。

**3. 综合上述信息,患者主诉是什么?**

皮肤、巩膜黄染伴腹痛 2 月余,加重伴发热、寒战 1 周。

**4. 患者目前需进行哪些初步检查,检查目的是什么?**

◆ **体格检查**

（1）目的:寻找阳性体征,明确诊断。

（2）结果:具体如下。

一般查体:体温 37.6 ℃,呼吸 22 次/分,脉搏 80 次/分,血压 130/80 mmHg。神志清,发育正常,营养良好,全身皮肤及巩膜黄染。双肺呼吸音清晰,未闻及干、湿啰音。心率 80 次/分,律齐,各瓣膜区未闻及杂音。双下肢无水肿,脊柱、四肢未见异常。病理反射阴性。

专科查体:腹平软,未见腹壁静脉曲张,未见肠型及蠕动波。全腹无压痛,无反跳痛及肌紧张,未触及包块。Murphy 征可疑阳性,腹部叩诊呈鼓音,肝、脾肋下未触及,肝区无叩痛,脾浊音区正常,腹部移动性浊音阴性,肠鸣音 4 次/分。

※**分析**

患者查体示体温高伴皮肤、巩膜黄染,余查体无明显阳性体征,需要进一步完善相关检查以明确诊断。

◆ **实验室检查**

（1）目的:明确诊断,总体评估。

（2）结果:具体如下。

血常规:未见异常。

粪便常规:陶土样便,隐血试验(＋)。

尿常规:BIL(＋)。

凝血功能:未见异常。

肝、肾功能:AST 45 U/L、ALT 55 U/L、TBIL 299.4 $\mu$mol/L、DBIL 205.8 $\mu$mol/L。

肝炎系列、人类免疫缺陷病毒抗体和抗原、梅毒螺旋体抗体:均阴性。

肿瘤标志物:CA19－9 998.7U/L。

**※分析**

　　患者白陶土样便,粪便常规隐血试验阳性,总胆红素及直接胆红素升高明显,肿瘤标志物异常升高,提示肿瘤引起胆道梗阻可能性大,须进一步行辅助检查明确诊断。

**◆ 辅助检查**

(1)目的:进一步明确诊断。

(2)结果:具体如下。

腹部彩超:①胆囊积液;②胆道扩张;③胆总管末端占位?

胸部 DR:胸部正位片所示未见异常。

心电图:窦性心律,正常心电图。

全腹 CT 平扫:肝内胆管及胆总管扩张,十二指肠降段内侧壁有局限性不规则充盈缺损,胆总管末端占位。

ERCP:胆总管末端占位,十二指肠内侧壁表面粗糙,呈结节状,质脆,易出血。

活检病理:高分化腺癌。

**※分析**

　　结合 ERCP 检查及病理结果,该患者胆总管壶腹部癌诊断明确。

**5. 结合上述病史及初步检查结果,该患者初步诊断及诊断依据是什么?**

◆ **初步诊断**

胆总管壶腹部癌。

◆ **诊断依据**

(1)患者为老年女性,皮肤、巩膜黄染伴腹痛 2 月余,加重伴发热、寒战 1 周。

(2)查体:体温 37.6 ℃,呼吸 22 次/分,脉搏 80 次/分,血压 130/80 mmHg。神志清,发育正常,营养良好,全身皮肤及巩膜黄染,余查体无明显阳性体征。

(3)相关检查:具体如下。

肿瘤标志物:CA19 - 9 998.7 U/L。

ERCP:胆总管末端占位,十二指肠内侧壁表面粗糙,呈结节状,质脆,易出血。

活检病理:高分化腺癌。

**6. 该患者诊断应与哪些疾病相鉴别?**

◆ **黄疸型肝炎**

起初两者易混淆,但肝炎有接触史,经动态观察,黄疸初起时血清转氨酶增高,黄疸多为肝细胞性黄疸,2～3 周后逐渐消退,血清碱性磷酸酶多不高。

◆ **原发性肝癌**

常有肝炎或肝硬化病史、血清甲胎蛋白阳性,先有肝肿大,黄疸在后期出现,腹痛不因体位变化而改变,超声和放射性核素扫描可发现肝占位性病变。

◆ **胰头癌**

腹痛较重,B 超、CT 等检查可见胰腺内肿块。临床上可进行 B 超、PTC、ERCP、CT、MRI 等检查,结合症状、体征便可诊断胰头癌,并与易误诊的有关疾病相鉴别。

### 7. 壶腹周围癌晚期的治疗原则及措施有哪些?

对于不能切除的晚期壶腹周围癌,主要是控制肿瘤的生长及解除胆道梗阻和胃肠道梗阻症状,改善患者生活质量,延长生存期。目前临床常用的治疗方法包括:经内镜留置胆管及十二指肠支架,经 B 超引导经皮肝穿刺胆道引流术(PTCD)留置胆管支架或 PTCD 外引流,姑息性外科手术等。

随着外科技术、损伤控制等外科理念的进步,姑息性手术可以在降低手术死亡率及并发症发生率的前提下,达到改善患者症状,延长生存期,并为患者术后接受综合治疗创造条件的目的。

手术方式应根据患者全身情况、术中探查情况等决定。只要能显露胆管的病例,均应行 Roux - Y 胆管空肠吻合术,吻合实在困难或患者情况极差,如高龄、重度营养不良,甚至呈恶病质,考虑胆肠吻合术后极可能出现胆胰瘘、不能耐受长时间手术等,可行 T 形管胆肠搭桥内引流术。而胆总管十二指肠吻合术和胆囊空肠吻合术因有发生吻合口瘘的危险,术后可能较早出现吻合口再梗阻、胆管炎发生率高等问题,除估计寿命不长、身体较弱的患者偶尔考虑外,目前已很少采用。

### 8. 该患者的治疗原则、经过及预后如何?

患者胆总管壶腹部癌诊断明确,肿瘤较大,结合患者高龄、一般状况较差,对本患者的治疗原则应为姑息性手术合并药物综合治疗。

该患者经完善术前检查及评估,择期在全麻下行腹腔镜辅助Roux - Y 胆管空肠吻合术。术中探查见腹腔内无积液,肝脏无转移,腹腔无种植转移,十二指肠系膜根部有淋巴转移。术后给予禁食水、抗炎、补液、营养支持治疗,逐步恢复饮食。术后病理:胆管末端高分化腺癌,十二指肠浆膜层浸润,未见神经侵犯,淋巴结(3/9)癌转移。术后在肿瘤科进一步治疗。

# 临床实例诊疗思考

（1）本例患者主诉比较典型，首先应该考虑壶腹周围癌的可能，临床上遇到类似病例一定需要警惕，并且建议行 ERCP 检查。很多患者不愿意接受 ERCP 检查，想要通过 CT、彩超等辅助检查进行排查。有研究表明，彩超与 CT 检查对早期壶腹周围癌的诊断率较低，不适合用于临床对壶腹周围癌的筛查，如有高度怀疑，建议直接行 MRCP，其优点是作为无创性检查，对于癌区病变、周围组织肿瘤浸润、淋巴结及远处转移显示清晰，有利于病情分期，为手术提供可靠依据。

（2）目前基于腔镜手术衍生了多种术式，包括全腔镜下的、腔镜辅助的、经自然腔道的各类术式，对于医生而言应该选择自己熟悉的术式，做更安全、精细的手术。

（3）胆囊空肠 Roux - Y 吻合术其疗效确切，患者恢复快，术后并发症少，且减黄效果及术后生存率方面与其他吻合术比较无明显差异，所以其在晚期壶腹周围癌患者姑息性治疗中仍有不可替代的作用，尤其可作为胆囊无结石、胆囊管无畸形及低汇入患者的首选术式。

（4）全身药物化疗对本病治疗效果并不理想，因此可考虑按肿瘤的部位选择载瘤的营养血管进行插管，给予高剂量的化疗药物。其理论依据主要是：①目前系统性化疗效果较差的原因可能与全身化疗时进入壶腹周围癌组织的药物浓度太低有关，而通过区域性化疗可以使高浓度的化疗药物直接进入壶腹周围癌组织。②系统性化疗时由于化疗药物对全身的毒副作用限制了化疗药物的用量，而区域性化疗药物首先作用于壶腹周围癌组织，可明显减少全身的毒副作用，并因此可以增加化疗药物的用量。

# 二、临床诊疗思维扩展

## 1. 壶腹周围癌的临床分期方法是什么？

壶腹周围癌临床多采用 TNM 分期。

(1)原发肿瘤(T)分期：

Tx 原发肿瘤无法评价；

T0 无原发肿瘤证据；

Tis 原位癌,黏膜内癌(肿瘤侵犯黏膜固有层但未突破黏膜肌层)；

T1 肿瘤侵犯黏膜下层(肿瘤突破黏膜肌层但未累及固有肌层)；

T2 肿瘤侵犯固有肌层；

T3 肿瘤穿透固有肌层到达结直肠旁组织；

T4 肿瘤穿透脏层腹膜(包括肉眼可见的肿瘤部位肠穿孔,以及肿瘤透过炎症区域持续浸润到达脏层腹膜表面)。

(2)区域淋巴结(N)分期：

Nx 区域淋巴结无法评价；

N0 无区域淋巴结转移；

N1 有 1～3 枚区域淋巴结转移(淋巴结中的肿瘤直径 $\geqslant 0.2$ mm),或无区域淋巴结转移,但存在任意数目的肿瘤结节(TD, tumor deposit)；

N1a 有 1 枚区域淋巴结转移；

N1b 有 2～3 枚区域淋巴结转移；

N1c 无区域淋巴结转移,但浆膜下、肠系膜内,或无腹膜覆盖的结肠/直肠周围组织内有肿瘤结节；

N2 有 4 枚以上区域淋巴结转移；

N2a 有 4～6 枚区域淋巴结转移；

N2b 有 $\geqslant 7$ 枚区域淋巴结转移。

（3）远处转移（M）分期：

Mx 远处转移无法评价；

M0 影像学检查无远处转移，即远隔部位和器官无转移肿瘤存在的证据（该分类不应该由病理医生来判定）；

M1 存在一个或多个远隔部位、器官或腹膜的转移；

M1a 远处转移局限于单个远离部位或器官，无腹膜转移；

M1b 远处转移分布于两个及以上的远离部位或器官，无腹膜转移；

M1c 腹膜转移，伴或不伴其他部位或器官转移。

**2. 壶腹周围癌相关检查及各自的主要特点有哪些？**

临床对壶腹周围癌的诊断主要依靠 B 超、CT、MRI、MRCP、ERCP 及病理结果。

（1）B 超：B 超检查可作为此类疾病的初筛方法，具有快速、经济、全面等优点。除可显示肝内、外胆管扩张和胆囊增大的程度以外，更重要的是显示胰头肿块回声、胰头增大或密度不均、胆总管下段阴影等，但因受肠道气体干扰及操作者主观因素的影响，不能确定肿块的性质。壶腹部是超声检查的相对"盲区"，对壶腹部胆总管下段的病变，其检查准确性下降。

（2）CT：CT 检查可弥补超声在壶腹区域探查的不足，并能够为临床医师直接提供影像资料，提高了诊断依据的客观性。CT 能确定直径≤2 cm 的肿瘤，并可以了解有无肝转移、胰腺周围脂肪层浸润、大血管旁淋巴结转移和血管是否侵犯等。CT 可显示胰头癌的胰头部占位，显示胆管癌的胰头段胆总管不规则狭窄或显示突入管腔内的乳头状结节影，狭窄上段胆总管扩张，但一般不会造成胰管扩张。壶腹癌起源于十二指肠内段壶腹部的胆总管上皮，易向胆总管下段生长，CT 显示胰头下方层面的十二指肠降段内侧壁有局限性不规则充盈缺损，这是诊断壶腹癌的可靠征象，胆总管扩张、胆囊增大、肝内胆管扩张是本病的间接征象。

（3）MRI、MRCP：是无创伤性影像技术，可得到完整直观的胆胰树的影像效果,不受梗阻部位的限制,现被列为首选的影像学检查方法。胆总管癌一般对主胰管部不造成破坏,MRCP 表现为胆总管局限性狭窄或(和)中断,主胰管因未受侵犯而畅通无阻,呈线状高信号,此项检查具有较高的诊断率。

(4)ERCP:可以直视下观察十二指肠黏膜及乳头病变情况,并可取组织活检和(或)收集胆汁、胰液行细胞学检查,ERCP 对壶腹部小肿瘤的定位与定性诊断能力优于 CT、超声及 MRCP。虽 ERCP 对壶腹癌具有诊断率高,且能早期发现的优点 ,但对较大肿瘤浸润范围与远处转移的观察受限,造影并发症较多,因此已逐渐被 MRCP 所替代。

在对壶腹部癌的诸多检查方法中,内镜及活检是最简便、安全、可靠且可定性的检查方法。

### 3. 胰十二指肠切除术范围有哪些区别?

胰十二指肠切除术包括采用 Whipple 标准的胰十二指肠切除术(SPD)、根治性的胰十二指肠切除术(RPD)及扩大的胰十二指肠根治性切除术(ERPD)。

SPD 围绕胰十二指肠周围的淋巴结清扫(第 1、2 站以上)。RPD 除区域性淋巴结清扫外,再加腹主动脉与胰十二指肠间的腹腔干(CA)、肝动脉(HA)、肠系膜上动脉(SMA)的骨骼化,以及清扫腹主动脉、腔静脉前侧面的软组织,包括 Gerota 筋膜。ERPD 是指在 RPD 基础上加主动脉裂孔至髂总动脉分叉的软组织彻底清扫。如果肿瘤侵及胰腺段 PV、SMV,3 种术式均可联合门静脉(PV)或肠系膜上静脉(SMV)切除或附加器官切除。

### 4. 晚期壶腹周围癌患者可选择的姑息性手术方法及注意事项有哪些?

(1)胆囊空肠 Roux - Y 吻合术:探查胆囊管通畅,胆囊无结石、肿块后,距 Treitz 韧带 15 cm 处横断空肠,闭合远端空肠,提起其远端,经横结肠前与胆囊行胆囊空肠侧侧吻合,空肠近断端距离吻合口 45～50 cm 处行空肠空肠侧侧吻合。

（2）胆囊空肠祥式吻合术：吻合时不需要横断空肠，找到 Treitz 韧带，提起空肠在距 Treitz 韧带 20～30 cm 处（此段空肠长度以胆肠吻合口无张力的基础上放长 5 cm 为原则）与胆囊行侧侧吻合，然后将距胆肠吻合口 35～40 cm 的胆汁引流至空肠祥，与距 Treitz 韧带约 15 cm 的空肠再行空肠空肠侧侧吻合。

（3）胆管空肠 Roux - Y 吻合：常规切除胆囊，游离胆总管，距 Treitz 韧带 15 cm 处切断空肠，远断端闭合，上提远端空肠经横结肠前方与胆总管或肝总管行端侧或侧侧吻合，空肠近断端距离吻合口 45～50 cm 处行空肠空肠侧侧吻合。

注意事项：行胆囊空肠吻合时应确定胆囊管通畅，胆囊无残余结石，胆囊管无低位汇入。胆囊管 Hartmann 处有 Heister 瓣，此瓣为螺旋瓣，约为（5.5±0.3）个，神经离断后易致狭窄。所以在行胆囊空肠吻合时应注意：①充分游离胆囊管，明确其以合适的角度汇入，避免有低汇入情况。②用止血钳经胆囊切开处深入胆囊颈部，钝性撑开胆囊颈部胆囊管，破坏 Heister 瓣结构使其失去功能，成为一个通畅的肌性管道，这样可避免术后胆囊管狭窄，使胆汁引流通畅。

### 5. 老年壶腹周围癌患者选择姑息性与根治性手术围手术期结果有何区别？

由于老年患者特殊的生理、病理特征，就诊时多伴随某些基础性疾病，加之免疫功能逐渐下降，故临床上应综合分析老年患者的个体差异及对手术的耐受性，选择合适的手术方式以达到最佳的手术效果。

临床上，对老年壶腹周围癌患者施行的手术方法主要是根治性手术和姑息性手术。所谓根治性手术是指将原发肿瘤连同转移淋巴结及受浸润的组织一并切除，达到无肿瘤残存的一种手术。姑息性手术以改善患者的临床症状为目的，并没有彻底地清除肿瘤，患者通过带瘤生存而减轻了机体的肿瘤负荷。

在老年患者中，根治性手术的难度较高，对患者造成的创伤较大，而姑息性手术相对而言创伤较小。根治性手术可以明显延长患者术后的生存期,而姑息性手术则可以提高患者近期的生存情况。根治性手术组患者并发症发生率明显高于姑息性手术组患者,术后并发症的发生率可能会影响患者的预后。壶腹周围癌根治术可能会增加老年患者的术后创伤,但对患者的长期生存率是有益的,但是壶腹周围癌根治术需要严格掌握其适应证,结合患者各项指标综合评估考虑。而姑息性手术虽然远期疗效一般,但是综合来说创伤较小,且近期疗效尚可,对老年晚期壶腹周围癌患者,尤其是身体一般状况较差、不能耐受大手术创伤的患者,不失为一种良好的治疗方式。

# 第四章　急性胰腺炎

## 一、临床诊疗思维实例

### 病　例　一

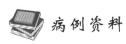 **病例资料**

患者何某,男,43岁,9小时前进食早餐后出现腹痛。

**1. 根据患者目前所述信息,应首先考虑哪些可能疾病?**

(1)胃肠道疾病:消化性溃疡、穿孔,肠梗阻,阑尾炎,胃肠功能紊乱。

(2)胆胰疾病:胆石症、急性胆囊炎、胆管炎、胰腺炎。

(3)其他:尿路结石、心肌梗死、腹腔血管性疾病。

**2. 需进一步问诊补充哪些病史信息?**

◆ **腹痛的部位、性质、程度及诱因**

全腹持续性绞痛,向左肩部放射,发病前一晚与朋友聚餐饮酒。

◆ **是否伴有其他症状**

伴有腹胀及恶心、呕吐,呕吐物为胃内容物,呕吐后腹痛不缓解,无腹泻、便血,无发热、寒战,无咳嗽、咳痰,无反酸、烧心,无头晕、头痛,无心慌、气短。

◆ **饮食及二便情况**

饮食基本正常,近日排气、排便无明显异常,发病以来排气减少,未排便,小便正常。

◆ **既往史**

高血压病史约 8 年,最高血压达 155/95 mmHg,口服硝苯地平片控制,血压控制尚可。糖尿病病史 7 年,最高血糖达 12 mmol/L,胰岛素控制,血糖控制尚可。3 年前曾因腹部疼痛于外地医院就诊,诊断为急性胰腺炎,经治疗后好转。否认肝炎、结核等传染性疾病病史。

◆ **个人史**

已婚,无冶游史,无疫情、疫水接触史。无手术、外伤、输血史。不吸烟,少量饮酒。

◆ **家族史**

父母体健,家族无遗传病病史。

---

※**分析**

(1)患者为全腹持续性绞痛,向左肩部放射,结合既往有胰腺炎病史,发病前一晚与朋友聚餐饮酒,应考虑胰腺炎发作可能。

(2)患者无典型溃疡病史,持续性腹痛无突然加剧,无反酸、烧心,考虑消化性溃疡穿孔可能性较小。

(3)患者无发热、黄疸,小便正常,考虑尿路结石、胆石症、急性胆囊炎、胆管炎可能性较小。

(4)患者排气减少,伴有呕吐,需结合进一步检查排除急性肠梗阻可能。

(5)患者既往无冠心病病史,腹痛性质为全腹绞痛,急性心肌梗死可能性较小。

---

**3. 综合上述信息,患者主诉是什么?**

腹痛伴恶心、呕吐 9 小时。

**4. 患者目前需进行哪些初步检查,检查目的是什么?**

◆ **体格检查**

(1)目的:寻找阳性体征,进一步明确诊断。

(2)结果:具体如下。

一般查体:体温 37 ℃,脉搏 85 次/分(规则),呼吸 20 次/分(规则),血压 120/80 mmHg。痛苦面容,神清语明,平车推入病房,被动体位,查体不能合作。周身皮肤及巩膜无黄染,睑结膜无苍白,口唇无发绀,浅表淋巴结未触及肿大。双肺呼吸音清,未闻及干、湿啰音,心率 85 次/分,心音可,律齐,各瓣膜听诊区未闻及病理性杂音。双下肢无水肿。

专科查体:腹平,无腹壁静脉曲张,全腹压痛、反跳痛及肌紧张,以中上腹为主,Murphy 征阴性,腹部移动性浊音阴性,肠鸣音 3 次/分,肛门指诊无异常。

---

※**分析**

　　患者痛苦面容,被动体位,查体有腹膜炎体征,原因尚不明确,需要进一步完善检查明确诊断。

---

◆ **实验室检查**

(1)目的:明确机体一般状况,辅助进行诊断及评估。

(2)结果:具体如下。

血常规:白细胞 $16.8 \times 10^9$/L,血红蛋白 158 g/L,中性粒细胞百分比 89.7%。

粪便常规:未见异常。

尿常规:尿蛋白(+),酮体(±),葡萄糖(++)。

血淀粉酶:1146.8 U/L。

血脂肪酶:2299.3 U/L。

尿淀粉酶:4648 U/L。

凝血功能:未见异常。

血脂:甘油三酯 41.21 mmol/L,胆固醇 17.36 mmol/L。

心肌酶谱:乳酸脱氢酶 LDH 740 U/L,肌酸激酶 CK 152 U/L,同工酶 CK－MB 32 U/L。

血糖:17.39 mmol/L。

肿瘤标志物:AFP、CEA、CA19－9 均正常。

肝炎系列、人类免疫缺陷病毒抗体和抗原、梅毒螺旋体抗体:均阴性。

---

**※分析**

(1)患者白细胞高,提示机体存在炎症。

(2)血淀粉酶及脂肪酶均升高,高度怀疑急性胰腺炎。

(3)患者血糖高,为基础疾病。

(4)应进一步完善辅助检查明确诊断及判断病情。

---

◆ **辅助检查**

(1)目的:进一步明确诊断及判断病情。

(2)结果:具体如下。

腹部彩超:①胰腺明显肿大,边界模糊不清,内部回声明显减低且分布不均匀;②肝、胆、脾、双肾未见异常。

胸部 DR:心、肺、纵隔未见异常。

心电图:窦性心律,正常心电图。

腹部 DR:未见异常。

胃镜:浅表性胃炎。

全腹 CT 平扫＋增强:胰腺弥漫增粗,胰腺体部最大横径约为 4.8 cm;肝周、小网膜囊、双肾前后间隙、腹膜腔脂肪间隙内弥漫水样密度影,双肾周脂肪间隙受累。

---

**※分析**

　　(1)结合腹部平片可基本排除急性肠梗阻。

　　(2)结合腹部彩超及 CT,急性胰腺炎诊断基本明确。

---

**5. 结合上述病史及初步检查结果,该患者初步诊断及诊断依据是什么?**

◆ **初步诊断**

①急性胰腺炎;②急性弥漫性腹膜炎;③浅表性胃炎。

◆ **诊断依据**

(1)患者为中年男性,腹痛伴恶心、呕吐 9 小时。发病前一晚有饮酒史。既往有胰腺炎发作病史。

(2)查体:生命体征平稳,痛苦面容,被动体位,全腹压痛、反跳痛及肌紧张,以中上腹为主。

(3)相关检查:具体如下。

血常规:白细胞 $16.8×10^9$/L,血红蛋白 158 g/L,中性粒细胞百分比 89.7%。

血淀粉酶:1146.8 U/L。

血脂肪酶:2299.3 U/L。

尿淀粉酶:4648 U/L。

腹部彩超:①胰腺明显肿大,边界模糊不清,内部回声明显减低且分布不均匀;②肝、胆、脾、双肾未见异常。

全腹 CT 平扫+增强:胰腺弥漫增粗,胰腺体部最大横径约为 4.8 cm;肝周、小网膜囊、双肾前后间隙、腹膜腔脂肪间隙内弥漫水样密度影,双肾周脂肪间隙受累。

胃镜:浅表性胃炎。

**6. 该患者诊断应与哪些疾病相鉴别?**

◆ **消化性溃疡急性穿孔**

有较典型的溃疡病史,腹痛突然加剧,腹肌紧张,肝浊音界消失,X

线透视见膈下有游离气体等。

#### ◆ 胆石症和急性胆囊炎

常有胆绞痛史,疼痛位于右上腹,常放射到右肩部,Murphy 征阳性,血及尿淀粉酶轻度升高。B 超及 X 线胆道造影可明确诊断。

#### ◆ 急性肠梗阻

腹痛为阵发性,腹胀、呕吐、肠鸣音亢进,有气过水声,无排气、排便,部分患者查体可见肠型。腹部 X 线摄片可见气液平面。

#### ◆ 心肌梗死

有冠心病病史,突然发病,有时疼痛限于上腹部。心电图显示心肌梗死图像,血清心肌酶升高。血、尿淀粉酶正常。

### 7. 急性胰腺炎治疗原则及措施有哪些?

#### ◆ 一般治疗

卧床休息,常规禁食,对有严重腹胀、麻痹性肠梗阻者应进行胃肠减压,动态监测临床症状及体征改变。

#### ◆ 药物治疗

(1)防治休克,改善微循环:应积极补充液体、电解质和热量,以维持循环的稳定和水、电解质平衡。

(2)抑制胰腺分泌:① $H_2$ 受体阻断剂;②抑肽酶;③5-氟尿嘧啶;④禁食和胃肠减压。

(3)解痉止痛:疼痛剧烈时考虑镇痛治疗。在严密观察病情下,可注射盐酸哌替啶(杜冷丁)。不推荐应用吗啡或胆碱能受体拮抗剂(如阿托品、654-2 等),因前者会收缩 Oddi 括约肌,后者则会诱发或加重肠麻痹。

(4)营养支持:轻症急性胰腺炎患者,只需短期禁食,故不需肠内或肠外营养。重症急性胰腺炎患者,常先施行肠外营养,一般 7～10 天,待病情趋于缓解,则考虑实施肠内营养。

（5）抗生素的应用：对于轻症非胆源性急性胰腺炎，不推荐常规使用抗生素。对于轻症胆源性急性胰腺炎或重症急性胰腺炎，应常规使用抗生素。抗生素的应用应遵循抗菌谱为革兰氏阴性菌和厌氧菌为主、脂溶性强、有效通过血胰屏障三大原则。故推荐甲硝唑联合喹诺酮类药物为一线用药，疗效不佳时改用泰能或根据药敏结果确定，疗程为 7～14 天，特殊情况下可延长应用时间。

（6）预防和治疗肠道衰竭：应密切观察腹部体征及排便情况，监测肠鸣音的变化。及早给予促肠道动力药物，包括生大黄、硫酸镁、乳果糖等。给予微生态制剂调节肠道细菌菌群，如应用谷氨酰胺制剂保护肠道黏膜屏障。病情允许下，尽可能早期恢复饮食或肠内营养，这对预防肠道衰竭具有重要意义。

### ◆ 手术治疗

（1）对于胆源性胰腺炎，若合并胆道梗阻或胆道感染，应急诊手术，及时解除胆道梗阻，畅通引流；如果患者无胆道梗阻或感染，应首先给予非手术治疗，待急性胰腺炎症状、体征控制后行胆道手术，若急性胰腺炎较重，也可在症状、体征得到控制 3 个月后再做胆道手术。

（2）如果腹腔渗出液较多，可考虑非手术治疗联合超声或 DSA 引导下腹腔穿刺置管引流。

（3）对于出血坏死性胰腺炎合并感染者，需急诊行胰周坏死组织清除＋局部引流术。

### 8. 该患者的治疗原则、经过及预后如何？

本例患者急性胰腺炎诊断明确，CT 检查提示为重度急性胰腺炎，治疗原则为重症监护和强化保守治疗。

给予患者Ⅰ级护理、禁食水、胃肠减压处置，同时行抑酸、抑酶、抗炎、降脂治疗，控制血糖、补钙、通便助排气及补液支持治疗。第 10 日，患者腹胀缓解，无腹痛，无发热。第 15 日，行胃镜下空肠营养管置入术，经营养管给予肠内营养。入院第 30 天，患者无恶心、呕吐，无腹痛、腹胀。查体:脉搏 75 次/分,呼吸 18 次/分,血压 120/75 mmHg;腹软,全腹无压痛、反跳痛及肌紧张,肠鸣音 5 次/分。血淀粉酶 53 U/L,血脂肪酶 124 U/L。复查腹部 CT 示:胰腺密度不均匀,轮廓不清,胰周渗出影,范围较前明显减小;增强扫描胰腺明显强化,强化较均匀;其周围渗出影未见明显强化;胃、小肠内见胃肠减压管;肾周积液较前减少。患者病情好转,准予办理出院。

## 临床实例诊疗思考

(1)急性胰腺炎是普外科常见的急腹症,其发病原因有多种,多由胆道疾病、大量饮酒及暴饮暴食引起。本病例较为典型,患者发病前一晚有饮酒史,结合既往有胰腺炎病史,应首先考虑到胰腺炎发作可能。根据症状、体征,结合实验室及影像学检查易明确诊断。

(2)急性胰腺炎根据病情程度轻重不一,分为轻度急性胰腺炎、中度急性胰腺炎及重度急性胰腺炎。轻度急性胰腺炎及中度急性胰腺炎预后良好,重度急性胰腺炎病情凶险、发展快,并发症多,死亡率高。早诊断早治疗是关键。

(3)从另一个侧面也显示宣教程度有待加强。患者既往有胰腺炎发作病史,本次发作与饮酒关系密切,说明患者对自身疾病并未引起足够重视,未严格注意饮食及生活习惯,致使此次发作为重度急性胰腺炎,住院治疗周期长,风险大,花费高,应吸取教训。

# 病 例 二

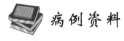 病例资料

患者张某某,男,43 岁,自述上腹部疼痛半天。

**1. 根据患者目前所述信息,应首先考虑哪些可能疾病?**

(1)胃肠道疾病:急性胃肠炎、消化性溃疡、溃疡穿孔、肠易激综合征、肠梗阻。

(2)肝、胆、胰疾病:胆石症、急性胆囊炎、胆管炎、肝炎、胰腺炎。

(3)其他:肠道或腹腔炎症、肿瘤等。

## 2. 需进一步问诊补充哪些病史信息?

### ◆ 疼痛的性质、程度、诱因

半天前酗酒后出现持续性上腹痛,阵发性加重,未向其他部位放射。

### ◆ 是否伴有其他症状

伴恶心、呕吐,呕叶物为胃内容物,有发热,无寒战。

### ◆ 既往史

既往体健,无高血压、冠心病、糖尿病等慢性疾病。

### ◆ 既往有无类似症状发作

无。

### ◆ 个人史

已婚,无冶游史,无疫情、疫水接触史。无手术、外伤、输血史。饮酒史 5 年,平均每日约 200 ml,未戒酒。

### ◆ 家族史

父母健在,家族无遗传病病史。

---

※分析

(1)患者为中年男性,有长期大量饮酒史,本次酗酒后持续性上腹部疼痛,阵发性加重,伴有恶心、呕吐及发热,考虑急性胃肠炎、胃十二指肠溃疡、急性肝炎、胰腺炎可能。

(2)患者既往无典型溃疡病史,持续性腹痛无突然加剧,无反酸、烧心,考虑消化性溃疡穿孔可能性较小。

(3)患者恶心、呕吐,但无腹泻,既往无类似症状,急性胃肠炎、肠易激综合征可能性小。

(4)患者为中年男性,疼痛位置为上腹部,伴发热,无黄疸,胆石症、急性胆囊炎、胆管炎及肿瘤可能性待排,需进一步检查。

**3. 综合上述信息,患者主诉是什么?**

上腹部疼痛伴恶心、呕吐、发热半天。

**4. 患者目前需进行哪些初步检查,检查目的是什么?**

◆ **体格检查**

(1)目的:寻找阳性体征,明确诊断。

(2)结果:具体如下。

一般查体:体温 38.5 ℃,呼吸 22 次/分,脉搏 90 次/分,血压 110/60 mmHg。神志清,发育正常,营养良好,全身皮肤无黄染。双肺呼吸音清晰,未闻及干、湿啰音。心率 90 次/分,律齐,各瓣膜区未闻及杂音。双下肢无水肿,脊柱、四肢未见异常。病理反射阴性。

专科查体:腹略膨隆,Cullen 征阳性,未见腹壁静脉曲张,无肠型及蠕动波,全腹肌紧张、压痛及反跳痛,以左上腹为著。Murphy 征阴性,腹部移动性浊音阴性,肠鸣音消失。

---

**※分析**

患者查体有腹膜炎体征,肠鸣音消失,考虑存在麻痹性肠梗阻,结合 Cullen 征阳性,高度怀疑急性胰腺炎诊断,需进一步检查明确病情。

---

◆ **实验室检查**

(1)目的:明确病情,总体评估。

(2)结果:具体如下。

血常规:白细胞 $16.3×10^9$/L,中性粒细胞百分比 80%。

尿常规:未见异常。

凝血功能:未见异常。

血淀粉酶:1876.5 U/L。

血脂肪酶:3129.5 U/L。

尿淀粉酶:5762 U/L。

肝炎系列、人类免疫缺陷病毒抗体和抗原、梅毒螺旋体抗体：均阴性。

肿瘤标志物：无明显异常。

※**分析**

(1)患者白细胞及中性粒细胞升高，提示存在感染。

(2)血淀粉酶、血脂肪酶升高支持急性胰腺炎诊断，需进一步完善辅助检查明确病情轻重及制订治疗方案。

◆ **辅助检查**

(1)目的：明确病情。

(2)结果：具体如下。

腹部彩超：①胰头厚，胰腺弥漫性肿大，回声粗糙，胰体、尾之间低回声；②肝、胆、脾、双肾未见异常。

胸部 DR：胸部正位片所示未见异常。

心电图：窦性心律，心律不齐。

全腹 CT 平扫＋增强：胰腺弥漫增粗，胰周、小网膜囊、双肾前后间隙、腹膜腔脂肪间隙内弥漫水样密度影，胰腺和脂肪坏死，胰腺脓肿。

※**分析**

结合腹部彩超及 CT，该患者急性出血性坏死性胰腺炎诊断明确。

**5.** 结合上述病史及初步检查结果，该患者初步诊断及诊断依据是什么？

◆ **初步诊断**

①急性出血性坏死性胰腺炎；②急性弥漫性腹膜炎。

◆ **诊断依据**

(1)患者为中年男性，酗酒后上腹痛伴恶心、呕吐、发热半天。

（2）查体：体温 38.5 ℃，呼吸 22 次/分，脉搏 90 次/分，血压 110/60 mmHg。全腹肌紧张、压痛、反跳痛，以左上腹为著，Cullen 征阳性。

（3）相关检查：具体如下。

腹部彩超：①胰头厚，胰腺弥漫性肿大，回声粗糙，胰体、尾之间低回声；②肝、胆、脾、双肾未见异常。

全腹 CT 平扫＋增强：胰腺弥漫增粗，胰周、小网膜囊、双肾前后间隙、腹膜腔脂肪间隙内弥漫水样密度影，胰腺和脂肪坏死，胰腺脓肿。

**6. 该患者诊断应与哪些疾病相鉴别？**

◆ **消化性溃疡急性穿孔**

有较典型的溃疡病史，腹痛突然加剧，腹肌紧张，肝浊音界消失，X 线透视见膈下有游离气体等。

◆ **胆石症和急性胆囊炎**

常有胆绞痛史，疼痛位于右上腹，常放射到右肩部，Murphy 征阳性，血及尿淀粉酶轻度升高。B 超检查及 X 线胆道造影可明确诊断。

◆ **急性肠梗阻**

腹痛为阵发性，伴腹胀、呕吐，肠鸣音亢进，有气过水声，无排气，可见肠型。腹部 X 线摄片可见气液平面。

**7. 该患者的治疗原则、经过及预后如何？**

本例患者急性出血性坏死性胰腺炎诊断明确，存在急性弥漫性腹膜炎体征，治疗原则应为积极手术治疗。

在全身麻醉下，上腹正中切开，探查腹腔内有淡黄色浑浊液体约 600 ml，其他器官无异常，胰腺肿胀，胰尾颜色稍黑且渗出较多，大量坏死组织，急性出血性坏死性胰腺炎诊断成立。手术过程：胰腺被膜充分切开减压，彻底清除坏死组织，生理盐水、甲硝唑冲洗腹腔，分别在小网膜内、胰尾部及下腹部放置三条引流管。术后禁食 14 天，持续胃肠减压10 天，甲硝唑、生理盐水交替冲洗腹腔，每天 2 次，共 11 天，给予常规抗炎、补液,防治酸碱、电解质紊乱,营养支持治疗及对症处理。经综合治疗后,住院30天,患者无明显不适主诉,血、尿淀粉酶均降至正常范围,患者痊愈出院。

## 临床实例诊疗思考

急性出血性坏死性胰腺炎是急性胰腺炎的一种类型,它以广泛胰腺出血、坏死为特征,病情凶险,并发症重,病死率高。治疗的关注点主要有以下几点。

(1)早期及时手术治疗是预防多器官功能衰竭、中毒性感染性休克等严重并发症发生的重要环节。

(2)术中注意:胰腺被膜应充分切开减压,彻底清除坏死的胰腺组织,结扎开放的胰腺导管,防止胰液外漏,选择直径较大的引流管,多管多部位引流,并保持引流通畅。

(3)术后处理:始终保持腹腔引流通畅,使胰腺坏死组织碎片及渗出液及时排出体外。甲硝唑及生理盐水持续腹腔冲洗,一方面使引流充分,另一方面起到良好的抗炎作用。

(4)预防多器官功能衰竭,尤其注意尿量变化,防止肾功能衰竭。

(5)治疗过程中定期检测血、尿淀粉酶及腹腔引流液中淀粉酶,具有显著的临床指导价值。

# 二、临床诊疗思维扩展

## 1. 急性胰腺炎的病因有哪些?

(1)常见病因:胆石症(包括胆道微结石)、酒精、高脂血症。

(2)其他病因:壶腹乳头括约肌功能不良、药物和毒物、ERCP术后、十二指肠乳头旁憩室、外伤、高钙血症、腹部手术后、胰腺分裂、壶腹周围癌、胰腺癌、血管炎、感染性疾病(柯萨奇病毒感染、腮腺炎病毒感染)、自身免疫性疾病(系统性红斑狼疮、干燥综合征)、α1-抗胰蛋白酶缺乏症等。

(3)经临床与影像、生化等检查,不能确定病因者称为特发性急性胰腺炎。

**2. 急性胰腺炎临床表现有哪些?**

腹痛是急性胰腺炎的主要症状,位于上腹部,常向背部放射,多为急性发作,呈持续性,少数无腹痛,可伴有恶心、呕吐。

发热常源于急性炎症、坏死胰腺组织继发感染或继发真菌感染。发热、黄疸者多见于胆源性胰腺炎。

除此之外,急性胰腺炎还可伴有以下表现:心动过速、低血压、休克;肺不张、胸腔积液、呼吸衰竭,有研究表明胸腔积液的出现与急性胰腺炎严重程度密切相关,并提示预后不良;少尿、急性肾功能衰竭;耳鸣、复视、谵妄、语言障碍、肢体僵硬、昏迷等胰性脑病表现,可发生于疾病早期,也可发生于疾病恢复期。

体征上,轻症者仅为轻压痛,重症者可出现腹膜刺激征、腹水、Grey - Turner 征、Cullen 征。少数患者因脾静脉栓塞出现门静脉高压、脾脏肿大,罕见横结肠坏死。腹部因液体积聚或假性囊肿形成可触及肿块。

**3. 急性胰腺炎病理分型及严重程度分级是什么?**

◆ **病理分型**

(1)间质水肿性胰腺炎(interstitial edematous pancreatitis):多数急性胰腺炎患者由于炎性水肿引起弥漫性或局限性胰腺肿大,CT 表现为胰腺实质均匀强化,但胰周脂肪间隙模糊,可伴有胰周积液。

(2)坏死性胰腺炎(necrotizing pancreatitis):部分急性胰腺炎患者伴有胰腺实质和(或)胰周组织坏死。胰腺灌注损伤和胰周坏死的演变需要数天,早期增强 CT 有可能低估胰腺及胰周坏死的程度,发病 1 周后的增强 CT 更有价值。

### ◆ 严重程度分级

根据 2012 年亚特兰大最新的分型,将急性胰腺炎分为三型。

(1)轻症急性胰腺炎(mild acute pancreatitis,MAP):不伴有器官功能衰竭及局部(或全身)并发症,通常在 1～2 周内恢复,病死率低。

(2)中重症急性胰腺炎(moderately severe acute pancreatitis,MSAP):伴有一过性(≤48 小时)的器官功能障碍或/和局部及全身并发症。早期病死率低,后期如坏死组织合并感染,病死率增高。

(3)重症急性胰腺炎(severe acute pancreatitis,SAP):占急性胰腺炎的 5%～10%,伴有持续性(>48 小时)的器官功能衰竭。SAP 早期病死率高,如后期合并感染则病死率更高。

**4. 为明确急性胰腺炎诊断及判断病情,需要做哪些辅助检查?**

(1)血清酶学检查:要强调血清淀粉酶测定的临床意义,尿淀粉酶变化仅作为参考。血清淀粉酶活性高低与病情不呈相关性。患者是否开放饮食或对病情程度的判断不能单纯依赖于血清淀粉酶是否降至正常,应综合判断。血清淀粉酶持续增高要注意:病情反复、并发假性囊肿或脓肿、疑有结石或肿瘤、肾功能不全、巨淀粉酶血症等。要注意鉴别其他急腹症引起的血清淀粉酶增高。血清脂肪酶活性测定具有重要临床意义,尤其当血清淀粉酶活性已经下降至正常,或其他原因引起血清淀粉酶活性增高,血清脂肪酶活性测定有互补作用。同样,血清脂肪酶活性与疾病严重程度不呈正相关。

(2)血清标志物:推荐使用 C 反应蛋白(CRP),发病后 72 小时 CRP>150 mg/L 提示胰腺组织坏死可能。动态测定血清白介素-6(IL-6),其水平增高提示预后不良。

(3)影像学诊断:在发病初期 24～48 小时行 B 超检查,可以初步判断胰腺组织形态学变化,同时有助于判断有无胆道疾病,但受急性胰腺炎时胃肠道积气的影响,对急性胰腺炎常不能做出准确判断。推荐 CT 扫描作为诊断急性胰腺炎的标准影像学方法。必要时行增强 CT 或动态增强 CT 检查。

### 5. 急性胰腺炎的病程分期是什么？

（1）早期（急性期）：发病至 2 周，此期以全身炎症反应综合征（SIRS）和器官功能衰竭为主要表现，构成第一个死亡高峰。治疗的重点是加强重症监护、稳定内环境及进行器官功能保护。

（2）中期（演进期）：发病 2～4 周，以胰周液体积聚或坏死灶积聚为主要表现。此期坏死灶多为无菌性，也可能合并感染。此期治疗的重点是感染的综合防治。

（3）后期（感染期）：发病 4 周以后，可发生胰腺及胰周坏死组织合并感染、全身细菌感染、深部真菌感染等，继而可引起感染性出血、消化道瘘等并发症。此期构成重症患者的第二个死亡高峰，治疗的重点是感染的控制及并发症的外科处理。

### 6. 胰腺和胰周感染性坏死的手术指征及手术方式有哪些？

#### ◆ 胰腺和胰周感染性坏死的手术指征及时机判定

临床上出现脓毒血症，CT 检查出现气泡征，细针穿刺抽吸物涂片或培养找到细菌或真菌者，可诊断为感染性坏死，需考虑手术治疗。

手术治疗应遵循 step–up 原则，一旦判断为感染性坏死可立即行针对性抗生素治疗，严密观察抗感染的疗效，稳定者可延缓手术。B 超或 CT 引导下经皮穿刺引流（percutaneous catheter drainage，PCD）胰腺或胰周的脓液，缓解中毒症状，可作为手术前的过渡治疗。有研究表明，穿刺引流后，感染性坏死的发生率为 71%，但是 56% 的患者可不需要手术。即便要手术，应尽量延迟到发病 4 周后进行。有研究结果表明，早期手术治疗会显著增加手术次数、术后并发症发生率及病死率。

#### ◆ 胰腺和胰周感染性坏死的外科治疗方式

胰腺和胰周感染性坏死的手术方式可分为经皮穿刺引流、内镜、微创手术和开放手术。

微创手术主要包括小切口手术、视频辅助手术（腹腔镜、肾镜等）。

开放手术包括经腹或经腹膜后途径的胰腺坏死组织清除并置管引流。建议术中放置空肠营养管。胰腺和胰周感染性坏死病情复杂多样,必须遵循个体化原则单独应用或联合应用各种手术方式。不是所有感染性患者均需外科干预,外科干预应延迟进行,微创手术优于开放手术,外科干预逐步形成多学科协作模式。

**7. 急性胰腺炎局部并发症及治疗原则有哪些?**

(1)急性胰周液体积聚和急性坏死物积聚:无症状者无须手术治疗;若出现胃肠道压迫症状,影响肠内营养或进食者,或继发感染者,可在B超或CT引导下行经皮穿刺引流治疗,感染或压迫症状不缓解者需进一步手术处理。

(2)包裹性坏死(WON):无菌性包裹性坏死,原则上不手术治疗,随访观察;发生感染时,可行经皮穿刺置管引流术(PCD)或手术治疗。

(3)胰腺假性囊肿:继发感染者的治疗与包裹性坏死相同,无症状者不做处理,随访观察;若体积增大出现压迫症状者则需外科治疗。外科治疗以内引流手术为主,内引流手术可在腹腔镜下手术或开腹手术。

(4)腹腔内大出血:条件具备的首选血管造影检查明确出血部位,如为动脉性(假性动脉瘤)出血则行栓塞术。未明确出血部位或栓塞失败者可考虑积极手术止血或填塞止血。同时做好凝血功能的监测和纠正。

(5)消化道瘘:可来源于急性胰腺炎本身,也可能与手术操作有关,以结肠瘘最为常见。治疗与肠瘘治疗原则相同,包括通畅引流及造口转流手术。

# 第五章　急性化脓性胆管炎

## 一、临床诊疗思维实例

### 病 例 一

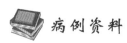 **病例资料**

患者邱某,女,53 岁,突发右上腹痛 6 小时,伴寒战、高热、神情淡漠。

**1. 根据患者目前所述信息,应首先考虑哪些可能疾病?**

(1)急性右上腹痛:急性胆囊炎、肝脓肿、急性重型肝炎、胆道蛔虫病、膈下脓肿、急性肠穿孔、急性胰腺炎、右上腹壁带状疱疹、右下细菌性肺炎等。

(2)高热伴寒战:急性梗阻性化脓性胆管炎、败血症、大叶性肺炎、输血反应等。

(3)意识障碍:先有发热后有意识障碍的重症感染性疾病,如急性梗阻性化脓性胆管炎、败血症、肺炎、颅脑感染等。先有意识障碍然后有发热,见于脑出血、蛛网膜下腔出血、巴比妥类药物中毒等。

**2. 需进一步问诊补充哪些病史信息?**

◆ **腹痛的性质、程度**

腹痛半年前始出现,时轻时重,尤其进食油腻餐后较明显,多伴有腹胀、纳差的感觉。此次突发右上腹部剧烈绞痛,疼痛无法缓解。

## ◆ 发热、意识障碍的情况

体温最高 39.4 ℃,伴有寒战,高热后出现神情淡漠;在此期间无昏迷、血压低、脉搏细数、口唇发紫等症状。

## ◆ 是否伴有其他症状

无腹泻、恶心、呕吐、咳嗽、咳痰等症状。见皮肤及巩膜黄染,追问病史,自诉 3 个月前出现皮肤稍发黄伴随右上腹部不适感,未做任何处理,症状逐渐缓解。

## ◆ 近期饮食及二便情况

自述饮食无特殊,无食用过油腻、生鲜食物,大小便基本正常。

## ◆ 既往史

2 型糖尿病病史 10 年,现自行服用"二甲双胍片"治疗,血糖控制尚可。胆囊结石病史 5 年,未行特殊治疗。无高血压、肝炎、结核病史。

## ◆ 个人史

已婚,无冶游史,无疫情、疫水接触史。无手术、外伤、输血史。不吸烟,不饮酒。50 岁绝经,育有 1 子,体健。

## ◆ 家族史

父母健在,家族无遗传病病史。

---

※分析

(1)患者为右上腹部绞痛伴寒战、高热,皮肤、巩膜黄染,既往有胆结石及一过性皮肤黄染病史,考虑胆道梗阻性疾病及急性炎症可能性大。

(2)患者无咳嗽咳痰、肝炎、食用生鲜、输血史,故考虑右下细菌性肺炎、急性重型肝炎、胆道蛔虫病、输血反应等可能性不大。

(3)患者为先高热后出现意识障碍,颅脑相关疾病的诊断可基本排除。

---

（4）患者为中年女性，不明原因出现突发右上腹部绞痛、寒战高热、神情淡漠等，需进一步完善检查，明确诊断。

### 3. 综合上述信息，患者主诉是什么？

右上腹痛伴黄疸、寒战、高热、神情淡漠6小时。

### 4. 患者目前需进行哪些初步检查，检查目的是什么？

◆ 体格检查

（1）目的：寻找阳性体征，进一步支持并明确诊断。

（2）结果：具体如下。

一般查体：体温39.6 ℃，呼吸21次/分，脉搏88次/分，血压120/85 mmHg。神情淡漠，发育正常，营养良好，全身皮肤及巩膜黄染，全身未触及肿大淋巴结。头颅、五官未见异常发现。双肺呼吸音清晰，未闻及干、湿啰音。心率88次/分，律齐，各瓣膜区未闻及杂音。双下肢无水肿，脊柱、四肢未见异常。病理反射阴性。

专科查体：腹平软，无瘢痕，未见腹壁静脉曲张。右上腹深压痛，无反跳痛及肌紧张。肝脏肿大伴有压痛及叩击痛，Murphy征阳性。腹部移动性浊音阴性，肠鸣音4～5次/分。肛门指诊：入肛5 cm触诊肛管、肠壁光滑，未触及肿物，退出指套无血染。

※分析

患者右上腹痛伴黄疸、寒战、高热，神情淡漠，出现腹部压痛、肝脏叩击痛，Murphy征阳性，结合既往胆囊结石病史，高度考虑"急性梗阻性化脓性胆管炎"，需要进一步完善检查明确诊断及排除其他疾患。

◆ 实验室检查

（1）目的：明确机体一般状况，辅助进行诊断及病情评估。

(2)结果:具体如下。

血常规:白细胞 $21.1 \times 10^9/L$,中性粒细胞百分比 $79\%$,C 反应蛋白7.4 mg/L。

粪便常规:未见异常。

尿常规:未见异常。

凝血功能:PT 18.3 秒,余未见明显异常。

肾功能:未见异常。

肝功能:AST 369 U/L,ALT 103 U/L,ALP 320 U/L,总胆红素198 $\mu$mol/L,直接胆红素 173 $\mu$mol/L,余未见明显异常。

血脂:总胆固醇 4.13 mmol/L,甘油三酯 1.53 mmol/L。

血糖:7.39 mmol/L。

糖化血红蛋白:7.2%。

肿瘤标志物:AFP、CEA、CA19 - 9 均正常。

肝炎系列、人类免疫缺陷病毒抗体和抗原、梅毒螺旋体抗体:均阴性。

---

**※分析**

(1)患者白细胞、中性粒细胞百分比及 C 反应蛋白较高,提示有感染性疾病。

(2)肝功能异常,直接胆红素升高,提示为胆道梗阻性疾病。

(3)患者血糖稍高,为基础疾病。

---

◆ **辅助检查**

(1)目的:进一步明确诊断。

(2)结果:具体如下。

腹部彩超:①脂肪肝;②肝脏略大,胆囊肿大饱满,内见一大小约12 mm结石,胆总管中上段扩张,口径约 11 mm,胆总管下段可见强回声光团,考虑胆总管下段结石,胰、脾、双肾未见异常。

胸部 DR：胸部正位片所示未见异常，肋膈角锐利。

心电图：窦性心律，正常心电图。

腹部 CT：①脂肪肝；②肝脏、胆囊略增大，密度不均，内见一大小约 12 mm 结石，胆总管中上段扩张，口径约 12 mm，肝内胆管未见扩张，胆总管下段可见高密度影，胰腺包膜完整光滑，脾、双肾、输尿管未见异常。

MRCP：胆总管下段局部狭窄伴胆总管中上段扩张，内径约为 12 mm，肝内胆管及胰管未见扩张。胆囊略饱满，显影不清，余未见异常信号影。

---

**※分析**

结合患者临床表现、腹部 CT 及 MRCP 结果，患者胆总管下段结石、急性梗阻性化脓性胆管炎诊断明确。

---

**5.** 结合上述病史及初步检查结果，该患者初步诊断及诊断依据是什么？

◆ **初步诊断**

①急性梗阻性化脓性胆管炎；②胆总管下段结石；③胆囊结石；④2 型糖尿病。

◆ **诊断依据**

(1)患者为中年女性，右上腹痛伴黄疸、寒战高热、神情淡漠 6 小时。

(2)查体：体温 39.4 ℃，神情淡漠，全身皮肤及巩膜黄染，右上腹深压痛，无反跳痛及肌紧张，肝脏肿大伴有压痛及叩击痛，Murphy 征阳性。

(3)既往史：胆囊结石病史。

(4)相关检查：具体如下。

血常规：白细胞 $21.1 \times 10^9$/L，中性粒细胞百分比 79%，C 反应蛋白 7.4 mg/L。

凝血功能：PT 18.3 秒，余未见明显异常。

肝功能：AST 369 U/L，ALT 103 U/L，ALP 320 U/L，总胆红素

198 $\mu$mol/L,直接胆红素 173 $\mu$mol/L,余未见明显异常。

血糖:7.39 mmol/L。

糖化血红蛋白:7.2%。

肿瘤标志物:AFP、CEA、CA19 - 9 均正常。

腹部 CT 及 MRCP:胆囊结石,胆总管下段局部狭窄伴胆总管中上段扩张,内径约 12 mm,内可见结石。

**6. 该患者诊断应与哪些疾病相鉴别?**

◆ **急性胆囊炎**

患者表现为右上腹突发疼痛,并向右肩背部放射,右上腹压痛,Murphy 征阳性。其他表现包括恶心、呕吐、发热、黄疸、巩膜黄染、血压下降、感染性休克。通过 B 超、CT、MRCP 等影像学检查可与急性化脓性胆管炎鉴别。

◆ **消化性溃疡穿孔**

患者既往有溃疡病史,多为急性发病,可出现腹肌紧张呈板状强直,有压痛及反跳痛,肝浊音区缩小或消失,X 线摄片提示膈下有游离气体等。

◆ **膈下脓肿**

患者多表现为寒战、高热,上腹部疼痛不适。B 超检查可发现脓肿的部位和大小。CT 检查能可靠定位,并可看出脓肿与周围脏器的关系。

◆ **急性胰腺炎**

患者表现为不可缓解的腹部疼痛,急性发病,多为大量饮酒或暴饮暴食后出现。血、尿淀粉酶或血清脂肪酶升高。B 超检查可发现胰腺呈局限性或弥漫性增大,必要时可行 CT 检查进一步确定病变部位和程度。

◆ **肝脓肿**

患者主要症状为高热伴肝区疼痛不适,有些患者还可出现休克症状、意识模糊甚至昏迷,与急性梗阻性化脓性胆管炎相似。通过 B 超、CT 等影像学检查可与急性化脓性胆管炎鉴别。

◆ **右下细菌性肺炎**

可通过咳嗽、咳痰等呼吸道典型症状、体征,以及胸部 X 线检查予以确诊。

**7. 急性梗阻性化脓性胆管炎的治疗原则及措施有哪些?**

◆ **治疗原则**

原则是立即解除胆道梗阻并充分引流。

◆ **治疗措施**

(1)非手术治疗。

1)一般治疗:维持有效的输液通道,尽快恢复血容量,除用晶体液扩容外,应加入胶体液。

2)抗感染:根据抗菌谱、毒性反应、药物在血液中浓度及胆汁中排出多少而选择,理论上抗生素的选择应根据血培养的药敏结果,在细菌培养未出结果前,抗生素的选择主要根据临床经验采取联合用药。此外,胆道感染菌对喹诺酮类及碳青霉烯类抗生素较敏感。甲硝唑对厌氧菌有较强的杀菌作用,抗菌谱广,胆汁中浓度高。

3)抗休克,纠正水、电解质、酸碱平衡:水、电解质紊乱和酸碱失衡常表现为等渗或低渗性缺水及代谢性酸中毒。首先尽快补充血容量,可用静脉输液、输血。若血压仍偏低,可选用多巴胺等升压药物治疗,尿少时应用此药物尤为必要。

4)对症支持治疗:降温治疗,静脉输入维生素 C 和维生素 K 对症支持治疗。

5)肾上腺糖皮质激素:大剂量的肾上腺糖皮质激素能改善毛细血管的通透性,减少炎症部位的体液渗出和细胞聚集,有助于炎症的消退,减轻细菌毒素对重要器官的损害,解除血管痉挛改善微循环,增强血管对升压药物的反应。

6）预防肾功能不全：选择升压药、抗生素时，应避免应用减少血容量或有肾毒性的药物，在合并有肾功能不全的患者，可以给予甘露醇利尿，促进毒物排出。如已有肾衰竭，要考虑尽早行肾透析治疗。

经以上治疗病情仍未改善，应在抗休克的同时紧急行胆道减压引流治疗。

（2）紧急胆道减压引流治疗：只有使胆道压力降低，才有可能中止胆汁或细菌向血液的反流，阻断病情的进一步恶化。胆道减压的目的是抢救患者生命，方法力求简单有效。常用的方式有以下几种。

1）ERCP＋EST：经过天然腔隙口腔，到胃，到十二指肠进行操作、造影，切开 Oddi 括约肌后取石，这既可作为一种检查手段也可作为一种治疗手段，尤其对于胆总管下段结石，可迅速改善胆总管梗阻情况，达到治疗和迅速缓解症状的目的。

2）胆总管切开减压、T 管引流：紧急减压后，病情有可能立即趋于平稳，但对较高位置的肝内胆管梗阻，胆总管切开往往不能有效减压。胆囊造口术常难以达到有效的引流，一般不宜采用。

3）ENBD：此手术创伤小，能有效地减低胆道内压，并能根据需要放置 2 周或更长时间，但对高位胆管梗阻引起的胆管炎引流效果不肯定。

4）PTCD：操作简单，能及时减压，对较高位胆管或非结石性阻塞效果较好，但引流管容易脱落和被结石堵塞，且需注意凝血功能。

（3）后续治疗：紧急胆道减压引流一般不可能完全去除病因，如不做后续治疗，可能会反复发作。待患者一般情况恢复，宜在 1～3 个月后根据发病的病因选择彻底的手术治疗。

**8. 该患者的治疗原则、经过及预后如何？**

本患者急性梗阻性化脓性胆管炎诊断明确，腹部 CT 及 MRCP 提示为胆总管下段结石梗阻，有手术指征，其治疗原则应为积极手术治疗。

该患者完善术前检查及评估后，择期在局麻下行 ERCP＋EST 术。麻醉成功后，食管、胃腔通过顺利，于十二指肠内侧找到乳头，行乳头切开后插入胆管，造影后其内可见一充盈缺损，约 0.8 cm×0.9 cm，用取石网篮取出结石 1 枚。取石后造影,充盈缺损消失。术后给予禁食水、抗炎、补液、营养支持治疗,逐步恢复饮食。术后恢复可,疼痛、黄疸、高热症状明显缓解,无并发症,遂出院回家休养。嘱患者择期行腹腔镜胆囊切除手术治疗胆囊结石。

## 临床实例诊疗思考

(1)急性化脓性胆管炎多数继发于胆管结石和胆道蛔虫病,而胆管结石多来源于胆囊结石,本患者即考虑为多年胆囊结石病史,结石掉入胆管引起。因此,对于有胆囊结石的患者,应予重视,积极治疗,符合手术指征者,应及早手术,无症状者应定期复查,避免发生严重并发症。

(2)ERCP 自 20 世纪 70 年代在国内应用以来,其成功率也有明显提升。目前我国 ERCP 的插管成功率可达 95% 以上,已经达到国际先进水平。在清除肝外胆管结石、缓解梗阻性黄疸等方面,ERCP 已经成为临床重要的治疗手段,疗效、安全性得到广泛认可。目前,ERCP 是单纯胆总管结石主要治疗方式。

# 病 例 二

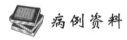 病例资料

患者郭某某,男,51 岁,自述右上腹痛 3 天,发热伴巩膜黄染 1 天。

**1. 根据患者目前所述信息,应首先考虑哪些可能疾病?**

(1)急性右上腹痛:肝脓肿、消化性溃疡、膈下脓肿、急性胆囊炎、急性胆管炎、胆道蛔虫病、肠梗阻、急性肠穿孔、急性胰腺炎、炎性肠病等。

(2)黄疸:溶血性黄疸、肝源性黄疸、梗阻性黄疸、药物性黄疸等。

**2. 需进一步问诊补充哪些病史信息?**

◆ **腹痛的性质、程度**

腹痛开始于 1 年前,间断性右上腹痛,特别是在饮酒或进食油腻食

物后较明显,同时伴有饱胀感。此次右上腹部持续性刺痛,不进食时可稍缓解。

### ◆ 发热及巩膜黄染情况

1天前突发高热,最高体温 39 ℃。之前从未出现过巩膜或皮肤的黄染情况。此次巩膜可见黄染,皮肤未见黄染。

### ◆ 饮食及二便情况

饮食无特殊,小便正常,大便次数 2 次/日,便色呈白陶土样,大便呈稀便状,无脓血黏液,无里急后重感。

### ◆ 是否伴有其他症状

伴恶心、呕吐,呕吐物为胃内容物,无反酸、烧心、嗳气等伴随症状。

### ◆ 既往史

高血压病史 10 年,最高血压 180/105 mmHg,现自行服用"硝苯地平控释片"治疗,血糖控制尚可。胆囊结石病史 6 年,未行特殊治疗。未服用肝损伤性药物。无肝炎、疟疾病史。既往体检无消化性溃疡病史。

### ◆ 个人史

已婚,无冶游史,无疫情、疫水接触史,无食用生鲜食物史。无手术、外伤、输血史。吸烟 15 年,20 支/日,未戒烟,不饮酒。

### ◆ 家族史

父母健在,家族无遗传病病史。

---

※分析

(1)患者为右上腹部疼痛伴巩膜黄染,考虑肝、胆道疾病可能性大。

(2)患者无消化性溃疡病史、食用生鲜史、输血史,排便次数 2 次/日,故考虑消化性溃疡、胆道蛔虫病、溶血性黄疸、肠梗阻等可能性不大。

---

(3)患者未服用肝损伤性药物,药物性黄疸的诊断可基本排除。

(4)患者为中年男性,不明原因出现右上腹痛、发热、巩膜黄染、大便呈白陶土样,既往有胆囊结石病史,高度考虑胆道梗阻及炎症性疾病,需完善相关检查以明确诊断。

**3. 综合上述信息,患者主诉是什么?**

右上腹痛 3 天,伴发热、恶心、呕吐、巩膜黄染 1 天。

**4. 患者目前需进行哪些初步检查,检查目的是什么?**

◆ **体格检查**

(1)目的:寻找阳性体征,进一步支持并明确诊断。

(2)结果:具体如下。

一般查体:体温 39.4 ℃,呼吸 18 次/分,脉搏 109 次/分,血压 130/89 mmHg。神情痛苦,发育正常,营养良好,巩膜黄染,全身皮肤未见黄染及瘙痒,全身未触及肿大淋巴结。头颅、五官未见异常发现。双肺呼吸音清晰,未闻及干、湿啰音。心率 109 次/分,律齐,各瓣膜区未闻及杂音。双下肢无水肿,脊柱、四肢未见异常。病理反射阴性。

专科查体:腹软,无瘢痕,未见腹壁静脉曲张。右上腹轻度压痛,无反跳痛及肌紧张。肝脏无压痛及叩击痛。Murphy 征阳性。腹部移动性浊音阴性,肠鸣音 5～6 次/分。肛门指诊:入肛 5 cm 触诊肛管、肠壁光滑,未触及肿物,退出指套无血染。

※**分析**

(1)患者体温高,提示存在炎症感染可能。

(2)患者神情痛苦,巩膜黄染,右上腹轻度压痛,无反跳痛及肌紧张,Murphy 征阳性,结合既往胆囊结石病史,考虑结石性胆囊炎急性发作或梗阻可能,消化道穿孔可大致排除。

（3）需要进一步完善检查明确诊断及排除急性化脓性胆管炎、肝脓肿等其他疾患。

◆ **实验室检查**

（1）目的：明确机体一般状况，辅助进行诊断及病情评估。

（2）结果：具体如下。

血常规：白细胞 $17.4 \times 10^9$/L，中性粒细胞百分比 $77\%$，C 反应蛋白 6.9 mg/L。

粪便常规：白陶土样便，余未见异常。

尿常规：未见异常。

凝血功能：未见明显异常。

肾功能：未见异常。

肝功能：AST 289 U/L，ALT 98 U/L，ALP 331 U/L，总胆红素 187 $\mu$mol/L，直接胆红素 163 $\mu$mol/L，余未见明显异常。

血脂：总胆固醇 3.91 mmol/L，甘油三酯 1.42 mmol/L。

血糖：5.79 mmol/L。

糖化血红蛋白：6.4%。

肿瘤标志物：AFP、CEA、CA19 - 9 均正常。

肝炎系列、人类免疫缺陷病毒抗体和抗原、梅毒螺旋体抗体：均阴性。

※**分析**

（1）患者白细胞、中性粒细胞百分比及 C 反应蛋白较高，提示有感染性疾病。

（2）肝功能异常，直接胆红素升高，大便呈白陶土样，提示可能为胆道梗阻性疾病。

◆ **辅助检查**

(1)目的:进一步明确诊断。

(2)结果:具体如下。

腹部彩超:胆囊饱满,内见多发散在结石,最大结石约为 22 mm,胆总管上段扩张明显,口径约 10 mm,胆总管见强回声光团,肝脏、胰、脾、双肾未见异常。

胸部 DR:胸部正位片所示未见异常。

心电图:窦性心律,正常心电图。

腹部 CT:胆囊略增大,密度不均,内见多发结石,胆总管上段扩张,口径约 10 mm,肝内胆管未见扩张,胆总管未见高密度影,胰腺包膜完整光滑,胰管形态正常,肝、脾、双肾、输尿管未见异常发现。

MRCP:胆总管中下段局部狭窄伴胆总管中上段扩张,内径约为 1.06 cm,肝内胆管及胰管未见扩张。胆囊略饱满,显影不清,余未见异常信号影。

肠镜:未见异常发现。

※**分析**

结合患者临床表现及辅助检查结果,可排除炎性肠病、肝脓肿、膈下脓肿、急性胰腺炎的诊断。高度怀疑患者为胆总管中下段结石、急性化脓性胆管炎诊断。

**5.** 结合上述病史及初步检查结果,该患者初步诊断及诊断依据是什么?

◆ **初步诊断**

①急性化脓性胆管炎;②胆总管中下段结石;③胆囊结石;④高血压3级(中危组)。

◆ **诊断依据**

(1)患者为中年男性,右上腹痛 3 天,伴发热、恶心、呕吐、巩膜黄染1天。

（2）查体：体温 39.4 ℃，巩膜黄染，全身皮肤未见黄染及瘙痒，右上腹轻度压痛，无反跳痛及肌紧张。肝脏无压痛及叩击痛。Murphy 征阳性。

（3）既往史：胆囊结石病史、高血压病史。

（4）相关检查：具体如下。

血常规：白细胞 $17.4×10^9/L$，中性粒细胞百分比 77％，C 反应蛋白6.9 mg/L。

粪便常规：白陶土样便，余未见异常。

肝功能：AST 289 U/L，ALT 98 U/L，ALP 331 U/L，总胆红素 187 $\mu$mol/L，直接胆红素 163 $\mu$mol/L，余未见明显异常。

腹部彩超：胆囊饱满，内见多发散在结石，最大结石约为 22 mm，胆总管上段扩张明显，口径约 10 mm，胆总管见强回声光团，肝脏、胰、脾、双肾未见异常。

腹部 CT：胆囊略增大，密度不均，内见多发结石，胆总管上段扩张，口径约 10 mm，肝内胆管未见扩张，胆总管未见高密度影，胰腺包膜完整光滑，胰管形态正常，肝、脾、双肾、输尿管未见异常发现。

MRCP：胆总管中下段局部狭窄伴胆总管中上段扩张，内径约为1.06 cm，肝内胆管及胰管未见扩张。胆囊略饱满，显影不清，余未见异常信号影。

**6. 该患者诊断应与哪些疾病相鉴别？**

◆ **急性胆囊炎**

患者表现为右上腹突发疼痛，并向右肩背部放射，右上腹压痛，Murphy 征阳性。其他表现包括恶心、呕吐、发热、黄疸、巩膜黄染、血压下降、感染性休克。通过 B 超、CT、MRCP 等影像学检查与急性化脓性胆管炎易于鉴别。

◆ **消化性溃疡穿孔**

患者既往有溃疡病史，多为急性发病，可出现腹肌紧张呈板状强直，有压痛、反跳痛,肝浊音区缩小或消失,X 线摄片提示膈下有游离气体。

◆ **急性胰腺炎**

患者表现为不可缓解的腹部疼痛,急性发病,多为大量饮酒或进食油腻食物后出现。血、尿淀粉酶或血清脂肪酶升高。B 超检查可发现胰腺呈局限性或弥漫性增大,必要时可行 CT 检查进一步确定病变部位和程度。

◆ **炎性肠病**

患者可以出现腹泻、黏液便、脓血便、大便次数增多、腹胀、腹痛、消瘦、贫血等症状,伴有感染者尚可有发热等中毒症状。肠镜及活检是有效诊断及鉴别诊断的关键所在。

**7. 胆总管结石合并胆囊结石的处理措施有哪些?**

对胆总管结石合并胆囊结石的患者,可考虑以下 3 种方式处理。

(1)ERCP 胆管取石 + 腹腔镜胆囊切除术。

(2)腹腔镜下胆囊切除及胆管探查手术。

(3)开腹胆囊切除加胆管探查手术。

**8. 该患者的治疗原则、经过及预后如何?**

本患者急性梗阻性化脓性胆管炎诊断明确,腹部 CT 及 MRCP 提示为胆总管中下段结石梗阻,有手术指征,其治疗原则应为积极手术治疗。

该患者经完善术前检查及评估,择期在全麻下行腹腔镜胆总管切开取石术+胆囊切除手术。术中探查见:腹腔内无出血及渗出,胆囊略饱满,胆总管上段增粗,中下段空虚,遂行胆总管上段切开取石术,T 管引流。分离并结扎胆囊动脉后行胆囊切除。查腹腔内无活动性出血后,关闭腹腔。术后给予禁食水、抗炎、补液、营养支持治疗,逐步恢复饮食。术后恢复可,疼痛、黄疸等症状明显缓解,无并发症,遂出院回家休养。

## 临床实例诊疗思考

（1）胆总管结石的诊断：典型的胆总管结石患者会有腹痛、寒战高热和黄疸（Charcot 三联征），甚至合并血压下降及神经精神症状（Reynolds 五联征）；体检时可发现皮肤、巩膜黄染，右上腹压痛、反跳痛、肌紧张，Murphy 征阳性。发作间期可能没有明显的症状或体征，另有少数患者始终没有明显症状。因此对于临床表现不典型者，有必要进行全面检查协助诊断。怀疑存在胆总管结石者推荐首先进行肝脏生化检测及腹部超声检查，但结果正常者不可完全排除，不建议推荐 CT 作为胆总管结石的首选检查。在急性发作期，患者可存在白细胞和中性粒细胞升高，肝功能检查可见胆红素、碱性磷酸酶、γ－谷氨酰转酞酶及血清转氨酶有不同程度的升高，重症患者亦可出现电解质及肾功能指标异常，而发作间期患者各项指标均可正常。

（2）腹腔镜手术在治疗胆囊结石合并胆总管结石中的应用：多项研究资料均显示腹腔镜手术在治疗胆囊结石合并胆总管结石成功率较高，可达 82%～88%，并发症发生率与 ERCP 比较无差异，优势在于同步手术，住院时间明显缩短。但因其操作难度较大，对设备的要求亦较高（高品质的 X 线设备、胆道镜），使其应用受到一定限制。

# 二、临床诊疗思维扩展

## 1. 急性化脓性胆管炎的病因有哪些?

引起急性化脓性胆管炎（acute pyogenic cholangitis，APC）的原因很多，但是，胆道梗阻和细菌感染是 2 个基本条件，二者缺一不可。

### ◆ 胆道梗阻

胆道梗阻可导致胆汁排泄不畅，是引起化脓性胆管炎最根本的原因。

（1）胆管结石：是引起 APC 的最常见原因，占 80% 以上。胆管结石包括肝内胆管结石、肝外胆管结石和胆囊结石，其中以胆总管的结石最多见。这个部位的结石多为继发的，即由于各种原因引起胆囊收缩，将小结石排入胆道，胆管结石引起胆道梗阻，继发细菌感染而发生急性化脓性胆管炎。胆管炎症状的轻重与胆管结石的数目和结石的大小不成比例，但与胆道梗阻的程度和细菌的毒力有密切的关系。

（2）胆道寄生虫：胆道寄生虫是引起 APC 的又一个常见原因。常见的寄生虫有胆道蛔虫、华支睾吸虫等，其中最常见的是胆道蛔虫，它是肠道蛔虫病的并发症。

当胃肠功能紊乱、饥饿、驱虫治疗不当或胃酸缺乏时，蛔虫容易钻入胆道；另外，蛔虫喜欢碱性环境，并有钻孔的习性，因此，肠道蛔虫很容易进入胆道，引起胆道不完全性梗阻，同时刺激 Oddi 括约肌，引起括约肌痉挛进一步加重胆道梗阻，临床上出现剧烈的腹痛。蛔虫进入胆道的同时将细菌带入胆道，在胆道梗阻、胆汁淤积的情况下，细菌大量生长繁殖，引起 APC。

（3）肿瘤：主要是胆道及壶腹周围的肿瘤，肿瘤的生长引起胆道梗阻，胆汁排泄不畅，淤积的胆汁继发细菌感染而引起 APC。

（4）其他：由于炎症、手术或外伤引起胆管的良性狭窄，造成胆汁排泄不畅，容易继发细菌感染引起 APC。

◆ **细菌感染**

胆管正常时，胆汁通常无菌。而胆道梗阻时，75％的患者可以培养出细菌，胆汁中的细菌主要来源于上行性感染，即肠道细菌经十二指肠乳头后逆行进入胆道；也可以通过血液感染，主要是通过门静脉，见于肠炎、坏疽性阑尾炎等疾病；身体其他部位的化脓性感染灶也可以通过血循环引起肝脓肿和胆道感染。胆道感染的细菌以需氧革兰氏阴性杆菌检出率最高，细菌裂解释放出内毒素，可直接损害细胞，引起血细胞和血小板凝集，形成血栓，损害毛细血管内皮细胞，使其通透性增加，这种微血管损害可遍及全身各重要器官，引起中毒性休克和多脏器功能不全。

**2. CT 诊断胆总管结石的标准是什么?**

(1)胆总管内高密度影,可充满整个管腔,周围无低密度影环绕;或周围环以低密度胆汁影,形成高密度靶征;或低密度胆汁以新月形围绕高密度结石,形成高密度半月征。

(2)腔内显示软组织密度影,周围被低密度的胆汁环绕(靶征)。

(3)软组织密度影占据大部分胆总管,对侧可见新月形透亮区(半月征)。

(4)胆总管内中心低密度区,边缘为高密度影,代表结石的中心为胆固醇成分,边缘为胆色素成分。

(5)胆总管内低密度区的中心见散在点状高密度影,代表混合性结石,中心为胆色素成分。

前三个征象属胆总管结石的典型 CT 表现,后两个征象提示为结石。

**3. 胆总管结石的治疗方法有哪些?**

(1)保守治疗:可作为患者的术前准备,胆总管结石患者一般都有胆管炎,这种情况应避免急诊手术,应进行保肝、抗炎、补液、营养及对症治疗,待患者病情平稳后再进行手术治疗。

(2)手术治疗:①腹腔镜胆总管探查 T 管引流是胆总管结石的常规术式。②腹腔镜胆总管探查术(LCBDE)一期缝合已成为胆总管结石的一种可行手术方式,主要适用于胆总管的直径 >7 mm、无胆道狭窄、胆道内的结石已取净、不合并重度胆管炎等情况。③传统开腹手术是以开腹切开胆总管取石为主,是腹腔镜手术出现之前经典的手术方式。

(3)内镜治疗:①内镜下十二指肠乳头括约肌切开取石术(EST),是近年来广泛开展的一项微创技术。十二指肠乳头括约肌切开后,大部分胆总管结石可通过球囊或网篮取出。对于直径<10 mm 的胆总管结石效果较好。②为了避免 EST 中的并发症,内镜下乳头球囊扩张术(EPBD)是一种替代疗法。EPBD 治疗胆总管结石的成功率与 EST 接

近,术后胆道并发症及结石残留率显著低于 EST。③内镜下乳头大球囊扩张术(EPLBD),EPLBD 与 EST 联合治疗,EST 采用小切口,尽可能地保留了 Oddi 括约肌功能。④内镜下胆道支架放置术适用于普通内镜无法取出的结石、结石取出困难、难治性结石、巨大的结石。⑤胆道镜、腹腔镜、十二指肠镜三镜联合治疗适用于胆囊结石合并胆总管结石、急性胆源性胰腺炎、胆总管有不同程度的扩张、内镜取石失败先行 ENBD 再行腹腔镜和胆道镜联合手术、胆总管结石合并 Oddi 括约肌狭窄者。

# 第六章 肠扭转

## 一、临床诊疗思维实例

### 病 例 一

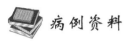 **病例资料**

患者宁某,男,48岁,自述左下腹胀痛1天。

**1. 根据患者目前所述信息,应首先考虑哪些可能疾病?**

(1)肠道疾病:不完全性肠梗阻、肠粘连、肠套叠、慢性结肠炎、炎性肠病、肠道肿瘤等。

(2)腹腔疾病:腹腔或腹壁炎症、肿瘤、腹腔积液等。

(3)其他:食物或药物代谢过程中产生过多气体,应激(包括心理、感染等)。

**2. 需进一步问诊补充哪些病史信息?**

◆ **腹痛的诱因、时间、性质**

1天前无明显诱因出现左下腹痛,呈持续性胀痛,阵发性加剧,无放射痛。

◆ **精神、睡眠、饮食、体重、排气排便情况**

发病来精神、睡眠、饮食差,近10小时内未排气排便,小便正常,近期体重无明显变化。

◆ **是否伴有其他症状**

无呕吐、腹泻,无发热、寒战,近期无便血及大便习惯改变。

◆ **既往史**

既往有长期慢性便秘病史,无高血压、冠心病、糖尿病、肝炎病史。

◆ **个人史**

未婚,无冶游史,无疫情、疫水接触史。无手术、外伤、输血史。不吸烟,不饮酒。

◆ **家族史**

父母健在,家族无遗传病病史。

---

※**分析**

(1)患者起病急,腹痛阵发性加重,无腹泻、脓血便等症状,故考虑慢性疾病如慢性结肠炎、炎性肠病等可能性不大。

(2)患者腹胀痛伴停止排气排便,结合既往便秘史,应考虑肠梗阻可能。

(3)患者为中年男性,不明原因出现腹痛症状,需完善检查,进一步排除肿瘤等疾病可能。

---

**3. 综合上述信息,患者主诉是什么?**

左下腹胀痛 1 天,停止排气排便 10 小时。

**4. 患者目前需进行哪些初步检查,检查目的是什么?**

◆ **体格检查**

(1)目的:寻找阳性体征,进一步支持并明确诊断。

(2)结果:具体如下。

一般查体:体温 36.8 ℃,呼吸 18 次/分,脉搏 99 次/分,血压 138/86 mmHg。发育正常,营养过度,急性面容,表情痛苦,自主体位,扶入病房,神志清楚,查体合作。全身皮肤无黄染,全身未触及肿大淋巴结。双肺呼吸音清晰,未闻及干、湿啰音。心率 99 次/分,律齐,各瓣膜区未闻及杂音。双下肢无水肿,脊柱、四肢未见异常。病理反射阴性。

专科查体:腹膨隆,左侧重于右侧,未见肠型及蠕动波,未见腹壁静脉曲张。左下腹压痛,无反跳痛及肌紧张,未触及包块。肝、脾肋下未及,Murphy 征阴性。肝、肾区无叩击痛。腹部移动性浊音阴性。听诊肠鸣音活跃、亢进,可闻及高调肠鸣音及气过水声。肛门指诊未见明显异常,退出指套无血染。

※分析

(1)患者生命体征除心率快外,余基本正常,急性面容,考虑与腹痛、腹胀有关,但一般状况尚可。

(2)患者查体所示的阳性体征提示肠梗阻可能,腹水征阴性,且无明显腹膜刺激征,可暂排除肠破裂等疾病,应进一步完善检查明确诊断。

◆ 实验室检查

(1)目的:明确机体一般状况,辅助进行诊断及评估。

(2)结果:具体如下。

血常规:白细胞 $17.19×10^9$/L,中性粒细胞百分比 86.4%,中性粒细胞 $14.86×10^9$/L。

凝血功能:未见异常。

肝、肾功能:未见异常。

血离子:未见异常。

肝炎系列、人类免疫缺陷病毒抗体和抗原、梅毒螺旋体抗体:均阴性。

※分析

患者白细胞高,且中性粒细胞增高,考虑腹腔感染,血离子尚正常,考虑液体丢失量不多,一般状况尚可,需进一步完善其他相关检查。

◆ **辅助检查**

（1）目的：进一步明确诊断。

（2）结果：具体如下。

腹部 X 线平片：腹部偏左可见明显充气的巨大孤立肠袢自盆腔达中上腹部，呈"弯曲管"征。在巨大肠袢内，可看到两个处于不同平面的气液平面。左、右半结肠及小肠有不同程度的胀气。

全腹 CT 平扫：小肠轻度扩张，横结肠、降结肠及乙状结肠明显扩张积气，内见数个气液平面，考虑乙状结肠扭转（闭袢性）。

> ※**分析**
>
> 结合腹部 X 线平片及全腹 CT 平扫结果，该患者为乙状结肠扭转，诊断明确。

**5.** 结合上述病史及初步检查结果，该患者初步诊断及诊断依据是什么？

◆ **初步诊断**

乙状结肠扭转。

◆ **诊断依据**

（1）患者为中年男性，左下腹胀痛 1 天，呈持续性疼痛，阵发性加重。既往有长期慢性便秘病史。

（2）查体：脉搏 99 次/分，血压 138/86 mmHg。发育正常，营养过度，急性面容，表情痛苦，自主体位，扶入病房，神志清楚；腹膨隆，左侧重于右侧，未见肠型及蠕动波，未见腹壁静脉曲张。左下腹压痛，无反跳痛及肌紧张，Murphy 征阴性，未触及包块。肝、脾肋下未及。肝、肾区无叩击痛。腹部移动性浊音阴性。听诊肠鸣音活跃、亢进，可闻及高调肠鸣音及气过水声。肛门指诊未见明显异常，退出指套无血染。

（3）相关检查：具体如下。

血常规：白细胞 $17.19 \times 10^9$/L，中性粒细胞百分比 $86.4\%$，中性粒细胞 $14.86 \times 10^9$/L。

血离子：未见异常。

腹部 X 线平片：腹部偏左可见明显充气的巨大孤立肠祥自盆腔达中上腹部，呈"弯曲管"征。在巨大乙状结肠肠祥内，常可看到两个处于不同平面的气液平面。左、右半结肠及小肠有不同程度的胀气。

全腹 CT 平扫：小肠轻度扩张，横结肠、降结肠及乙状结肠明显扩张积气，内见数个气液平面，考虑乙状结肠扭转（闭祥性）。

**6. 该患者诊断应与哪些疾病相鉴别？**

### ◆ 急性假性结肠梗阻

大多数急性假性结肠梗阻的患者在 50 岁以上，最明显的症状是进行性腹胀，持续 3～4 天。50％～60％的患者有恶心和呕吐。一些人可有顽固性便秘。绝大多数患者可听到肠鸣音，但一般无高调肠鸣音。典型的腹部 X 线平片表现为盲肠、升结肠和横结肠明显扩张，远段结肠常缺乏气体。可以通过钡剂灌肠或结肠镜检查排除机械性肠梗阻而获得确诊。

### ◆ 缺血性结肠炎

缺血性结肠炎多起病急，腹痛剧烈，常伴有严重的腹泻、便血和呕吐。临床表现与乙状结肠扭转相似。早期即可出现明显的腹膜刺激征。病变广泛的患者还可出现麻痹性肠梗阻表现。结肠镜检查是诊断缺血性结肠炎最有效的方法。

### ◆ 肠套叠

肠套叠以回肠套入盲肠多见，且可延至结肠，发病急，呈低位肠梗阻的表现，多发生在 5～6 个月的婴儿。症状为阵发性哭闹、恶心、呕吐，有果酱样大便。触诊右下腹部空虚，右上腹部腊肠样肿块。钡剂灌肠可见钡剂呈杯口状阴影即可诊断。成人慢性肠套叠多由肿瘤引起，较少见，易与结肠扭转相鉴别。

**7. 肠扭转的治疗原则及措施有哪些?**

◆ **治疗原则**

肠扭转治疗原则是及早将扭转肠管复位以减少肠管缺血、坏死可能,并积极预防复发性发作。

◆ **治疗措施**

(1)一般治疗:禁食、禁水,胃肠减压,解痉止痛,营养支持。

(2)保守治疗:保守方法可以选择低压灌肠,利用水的压力冲开扭转肠管的肠腔使其复位。

(3)内镜下治疗:当乙状结肠镜能通过扭曲的结肠肠段时,可以使扭转的乙状结肠复位,从而恢复肠道血供。乙状结肠镜的额外优势在于可对结肠的活力进行评估。据报道,半数以上乙状结肠扭转的患者可在内镜下复位成功。

(4)外科手术治疗:根据术中探查肠管情况决定具体手术方式,包括肠扭转复位、扭转肠管切除联合一期吻合或 Hartmann 手术。

**8. 该患者的治疗原则、经过及预后如何?**

该患者乙状结肠扭转诊断明确,且症状进行性加重,有手术指征,其治疗原则应为积极手术治疗。

该患者经完善术前检查及评估,立即在全麻下行肠扭转复位、肠减压肠造瘘术。术中探查见:肝、胆、脾、胃、小肠未见异常;乙状结肠肠管扭转,闭袢性梗阻,肠管极度扩张、水肿,最大直径约 18 cm,降结肠、横结肠、升结肠肠管轻度扩张、水肿,腹腔内有少量腹水 50 ml,清亮,不浑浊。术后给予心电监护、吸氧及血氧饱和度检测,禁食、抗炎、补液、营养支持、预防性抗感染等治疗,并逐步恢复饮食。术后 4 天可自由活动,无并发症,造瘘口已排便排气,遂出院回家休养。嘱其术后 3～6 个月根据复查情况行造瘘口还纳手术。

## 临床实例诊疗思考

（1）大部分肠扭转患者表现为隐匿发作的缓慢进展性腹痛、恶心、腹胀和便秘。呕吐通常出现在腹痛发生后的数日。乙状结肠扭转引起的疼痛通常是持续而严重的，伴有肠蠕动过程中的腹部绞痛。由于疾病初期临床症状隐匿，大部分患者通常在症状发生后3～4天就诊，容易出现就诊时扭转肠段坏死的情况。

（2）本例患者主诉比较典型，结合患者便秘病史，首先应该考虑乙状结肠梗阻或扭转的可能，临床上遇到类似病例一定需要警惕，并且建议患者尽早行CT检查，如明确诊断后行急诊手术，避免进一步发生扭转肠管缺血、坏死等严重并发症。

# 病 例 二

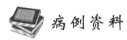 **病例资料**

患者原某，男，49岁，自述右侧中腹部疼痛伴恶心、呕吐30小时。

**1. 根据患者目前所述信息，应首先考虑哪些可能疾病？**

（1）胃肠道疾病：急性阑尾炎、急性胃肠炎、炎性肠病、肠功能紊乱、肠易激综合征、肠梗阻、消化性溃疡、肠道肿瘤。

（2）肝、胆、胰疾病：肝炎、胆囊炎、胆囊结石、胰腺炎等。

（3）其他：肾或输尿管结石，中毒或其他系统疾病。

**2. 需进一步问诊补充哪些病史信息？**

◆ **腹痛发作的诱因、性质、程度**

无明显诱因，近日无不洁饮食史，疼痛以右侧腹部为主，为持续性胀痛，疼痛较剧烈，没有向其他部位放射，既往无类似症状发生。

◆ **呕吐物性质、量及与腹痛关系**

呕吐物为胃内容物，共三次，每次约50 ml，呕吐后腹痛似稍减轻。

◆ **有无其他伴随症状**

无腹泻、寒战、发热、心慌、气短。

◆ **饮食及排便情况**

发病以来饮食差,排便 1 次,为暗红色稀便,量少,肛门排气减少,小便正常。

◆ **既往史**

既往体健,无高血压、冠心病、糖尿病等慢性疾病。

◆ **个人史**

已婚,无冶游史,无疫情、疫水接触史。无手术、外伤、输血史。吸烟近 20 年,30～40 支/日,未戒烟;饮酒 20 年,每日平均 3～4 瓶啤酒,未戒酒。

◆ **家族史**

父母健在,4 兄弟 2 姐妹健在,家族无遗传病病史。

---

**※分析**

(1)患者右侧腹痛伴恶心、呕吐,应警惕急性阑尾炎的可能。

(2)患者为持续性腹胀痛伴恶心、呕吐,肛门排气减少,亦需要考虑是否为肠梗阻可能。

(3)患者排便 1 次,为暗红色稀便,提示可能有肠道出血,应行粪便隐血试验。

(4)患者腹痛以右侧腹部为主,疼痛较剧烈,结合多年饮酒史,不排除肝胆胰疾病、消化性溃疡甚至穿孔可能,需要进一步完善检查加以明确。

(5)患者中年,亦需考虑肿瘤梗阻可能。

(6)患者发病前无不洁饮食史,暂不考虑急性胃肠炎;疼痛未向其他部位放射,小便正常,暂可排除泌尿系结石;病程短,暂不考虑肠易激综合征的诊断。

**3. 综合上述信息,患者主诉是什么?**

腹胀、腹痛伴恶心、呕吐 30 小时。

**4. 患者目前需进行哪些初步检查,检查目的是什么?**

◆ **体格检查**

(1)目的:寻找阳性体征,以助于明确诊断。

(2)结果:具体如下。

一般查体:体温 37.8 ℃,呼吸 18 次/分,脉搏 84 次/分,血压 145/75 mmHg。发育正常,营养中等,急性面容,自主体位,神志清楚,查体合作。全身皮肤无黄染。双肺呼吸音清晰,未闻及干、湿啰音。心率84 次/分,律齐,各瓣膜区未闻及杂音。双下肢无水肿,脊柱、四肢未见异常。病理反射阴性。

专科查体:腹平坦,未见腹壁静脉曲张,未见胃肠型及蠕动波。右侧中腹部有压痛及反跳痛,伴腹肌紧张,余腹部无明显压痛,全腹未触及包块。肝、脾未触及,Murphy 征阴性,肝、肾无叩击痛,腹部移动性浊音阴性,肠鸣音 3 次/分。肛门指诊:直肠未及肿块,退出指套可见暗红色血迹。

---

**※分析**

(1)患者急性面容,体温升高,心率略快,右侧中腹部有压痛及反跳痛,伴腹肌紧张,不排除急性阑尾炎可能。

(2)患者查体肝、脾未触及,Murphy 征阴性,肝、肾无叩击痛,肝、胆及泌尿系统疾病可能性较小。

(3)患者右侧中腹部腹膜刺激征阳性,提示腹腔炎症存在,结合直肠指诊指套血染及排暗红色便,应警惕肠坏死出血可能,需要进一步完善相关检查。

---

◆ **实验室检查**

(1)目的:明确诊断,总体评估机体一般状况。

(2)结果:具体如下。

血常规:白细胞 $24.63 \times 10^9/L$。

粪便常规:隐血试验(+++)。

尿常规:未见异常。

凝血功能:未见异常。

肝、肾功能:未见异常。

血淀粉酶:未见异常。

血糖:11.32 mmol/L。

肝炎系列、人类免疫缺陷病毒抗体和抗原、梅毒螺旋体抗体:均阴性。

※分析

(1)患者白细胞增高,结合查体体温升高,腹膜刺激征阳性,提示腹腔炎症重。

(2)粪便常规隐血阳性,进一步印证消化道出血诊断。

(3)肝、肾功能及血淀粉酶正常,结合查体无明显肝、胆、胰疾病阳性体征,进一步提示肝、胆、胰疾病可能性较小。

(4)须立即行相关辅助检查,明确疾病诊断。

◆ 辅助检查

(1)目的:进一步明确诊断。

(2)结果:具体如下。

腹部超声:右下腹腹腔肠管扩张;右下腹阑尾区未见明显积液及包块。

腹部立位平片:双膈下未见游离气体影,小肠走行区肠管积气影,可见多发气液平面,考虑肠梗阻。

胸部及全腹CT平扫:双肺不均匀肺气肿,双侧胸膜下少许渗出;盆腔少量积液,小肠扩张、积液,见数个气液平面,待排小肠低位不全肠梗阻可能;肝左叶、右叶小低密度灶,多系囊肿。

---

※分析

　　结合腹部辅助检查结果,该患者肠梗阻诊断明确。

---

**5. 结合上述病史及初步检查结果,该患者初步诊断及诊断依据是什么?**

◆ 初步诊断

肠梗阻,肠坏死?

◆ 诊断依据

(1)患者为中年男性,腹胀、腹痛伴恶心、呕吐 30 小时。

(2)查体:体温 37.8 ℃,呼吸 18 次/分,脉搏 84 次/分,血压 145/75 mmHg。急性面容,自主体位,右侧腹部有压痛及反跳痛,伴腹肌紧张。肛门指诊:直肠未及肿块,指套可见暗红色血迹。

(3)相关检查:具体如下。

血常规:白细胞 $24.63\times10^9/L$。

粪便常规:隐血试验(+++)。

腹部平片:双膈下未见游离气体影,小肠走行区肠管积气影,可见多发气液平面,考虑肠梗阻。

全腹 CT 平扫:小肠扩张、积液,见数个气液平面,待排小肠低位不全肠梗阻可能。

**6. 该患者诊断应与哪些疾病相鉴别?**

◆ 消化性溃疡穿孔

突然发生剧烈腹痛是消化性溃疡穿孔最重要的症状。疼痛最初开始于上腹部或穿孔的部位,常呈刀割或烧灼样痛,一般为持续性,但也有阵发性加重。患者一般既往有慢性消化性溃疡病史,且呈季节性发作和规律性疼痛。溃疡活动期饮酒或服用阿司匹林等药物往往导致出血和穿孔。查体时,上腹部有腹痛和压痛,腹壁肌肉紧张,肠鸣音消失,腹膜刺激征也更为明显。腹部立位平片及 CT 可见膈下有游离气体。

### ◆ 急性阑尾炎

典型表现为转移性右下腹痛，可伴有发热、恶心、呕吐，阑尾化脓渗出可出现局部腹膜刺激征。超声检查可见粗大的阑尾充血、水肿、渗出，呈低回声管状结构，较僵硬，其横切面呈同心圆似的靶样显影。

### ◆ 炎性肠病

患者可以出现腹泻、黏液便、脓血便、大便次数增多、腹胀、腹痛、消瘦、贫血等症状，伴有感染者尚可有发热等中毒症状。结肠镜检查及活检是有效的鉴别方法。

### ◆ 肠套叠

肠套叠典型表现为腹痛、呕吐、便血及腹部包块，2 岁以下婴幼儿多见。成人临床表现常不如婴幼儿典型，往往表现为慢性反复发作，较少发生血便，且多与肠息肉和肿瘤等器质性疾病有关。空气或钡剂灌肠 X 线检查可见空气或钡剂在套叠处受阻，阻断钡剂呈"杯口状"，甚至呈"弹簧状"阴影。

### ◆ 痔

痔主要症状为便血，如果伴有血栓会发生疼痛，同样痔核增大后可导致大便变细。痔疮出血是因排便时大便擦伤肛门周围的静脉团所致，血液随着大便排出后滴下来的多为鲜血，血液与粪便不相混合，大多数没有黏液粘连。

### 7. 肠梗阻的治疗原则及措施有哪些？

### ◆ 治疗原则

肠梗阻诊断明确后，如为不全性梗阻或单纯性梗阻且患者一般情况好可先行保守治疗观察，如保守治疗无效，症状不缓解或加重应尽早行手术治疗，合并腹膜刺激征、绞窄性肠梗阻者应立即手术，积极防止并发症发生。

◆ **治疗措施**

非手术治疗：仅适用于单纯性肠梗阻，对于血运障碍性肠梗阻，主要措施如下。

(1)一般治疗：主要为卧床休息，禁食、水，胃肠减压，灌肠，积极补充热量，纠正水、电解质和酸碱平衡紊乱，伴有休克时积极抗休克治疗。输液所需容量和种类须根据呕吐情况、缺水体征、血液浓缩程度、尿排出量和比重，并结合血清钾、钠、氯和血气分析结果而定。

(2)抗生素应用：预防感染，应用抗肠道细菌（包括厌氧菌）的抗生素。

(3)应禁止应用止痛药及促进胃肠动力药物，以防掩盖病情及引起肠管破裂，尤其是体弱者。

手术治疗：若单纯性肠梗阻保守治疗无效或确诊为绞窄性肠梗阻，应尽早手术。早期手术既安全、简单，又可减少近期及远期并发症的发生。如梗阻肠管缺血坏死或穿孔后再手术，操作困难且术后并发症显著增加。术前、术后均应积极使用有效抗生素予以抗感染治疗。

**8. 该患者的治疗原则、经过及预后如何？**

对于该患者，肠梗阻诊断明确，患者已有腹膜刺激征，体温升高，白细胞高，提示腹腔炎症重，且排少量血便，高度提示已发生肠坏死可能，因而其治疗原则应为积极手术探查。

该患者经完善术前检查及评估，急诊在全麻下行剖腹探查、回肠部分切除、肠吻合术。术中探查见：盆腔中等量血性腹水，距回盲部 40～60 cm 处回肠顺时针扭转约 1 周，该段肠管色泽发黑坏死，近端小肠肠管显著扩张，积气积液，肠壁及肠系膜水肿，远端回肠及结直肠无扩张。术后给予心电监护、吸氧、血氧饱和度监测，禁食水、抗炎、补液、营养支持治疗，逐步恢复饮食。术后 4 天，患者通气排便，进流食后未诉特殊不适，遂出院。术后病理：肠壁片状坏死，血管扩张、充血，伴淋巴细胞、浆细胞、嗜酸性粒细胞及中性粒细胞浸润。

## 临床实例诊疗思考

本例患者起初主诉以腹胀、腹痛伴恶心、呕吐为主,追问病史才知患者已排暗红色稀便,遂引起高度警惕,进一步查体及辅助检查高度怀疑肠坏死可能,尽管腹部影像学检查报告为不全性肠梗阻可能,但结合症状、查体及其他辅助检查结果综合判断患者已有肠坏死可能,遂果断行剖腹探查,术中证实扭转肠管确已发生坏死。因此,临床上遇到类似病例一定需要警惕。从本病例中有以下几点心得。

(1)初诊时,应仔细询问患者病史,寻找可能支持诊断的蛛丝马迹。

(2)诊断应结合患者症状、体征及辅助检查综合考虑,以动态、整合的眼光分析判断病情,避免过度或片面地依赖辅助检查。

(3)若手术指征理由充分,应果断手术,避免犹豫延误病情。

## 二、临床诊疗思维扩展

### 1. 肠扭转的主要部位及特点有哪些?

(1)小肠扭转:多见于重体力劳动青壮年,有饭后即进行劳动,姿势、体位突然改变等病史。临床表现为突发持续性剧烈腹痛,伴阵发性加重,可放射至腰背部,早期腹痛在上腹和脐周,肠坏死、腹膜炎时有全腹疼痛,呕吐频繁,停止排气排便。

(2)乙状结肠扭转:多见于有习惯性便秘的老年人,可以有过类似发作史。临床表现为中下腹急性腹痛,阵发性绞痛,无排气排便,明显腹胀;查体见明显的不对称性腹胀,左下腹有明显压痛,扭转早期肠鸣音活跃;扭转肠祥绞窄坏死时出现腹膜炎和休克表现。

(3)盲肠扭转:中腹或右下腹急性腹痛,阵发性加重,恶心呕吐,无排气排便;查体右下腹可有压痛,腹部不对称隆起,上腹部触及一弹性包块,扭转早期肠鸣音活跃。

(4)阑尾扭转:是阑尾本身及其系膜围绕阑尾纵轴垂直方向旋转造

成阑尾管腔梗阻及系膜血运障碍,是一种罕见的阑尾外科疾病。发病率较低。有学者认为阑尾扭转可发生于任何年龄,但以婴幼儿和儿童居多,是小儿腹部手术常见原因之一。临床上多误诊为急性阑尾炎或阑尾蛔虫、粪石梗阻。阑尾扭转方向多为顺时针,扭转程度多在 $360°\sim720°$。阑尾扭转的临床表现不一,可突然出现右下腹痛伴呕吐、发热、便秘或腹泻等类似急性阑尾炎的临床特征,但腹痛多无转移性,且腹痛突然发作、持续性伴阵发性加重;也可缓慢起病或出现右肋部疼痛,无恶心、呕吐或发热,腹痛呈阵发性并反复发作,间歇期无症状,后转为持续性胀痛或绞痛,自上腹部或脐周转移至右下腹,术前很难做出明确诊断。

**2. 肠扭转相关检查及各自的主要特点是什么?**

临床对肠扭转的诊断主要依靠超声和 CT。

(1)腹部超声:典型肠扭转声像图表现为扭转的肠管与血管呈环状互相包绕,类似于肠套叠的"同心圆征",但肠扭转无法显示类似于肠套叠的长袖"套筒征",而肠套叠也不会出现环状血管回声。

(2)螺旋 CT(MSCT):扫描速度快、范围广、图像处理功能强大,通过对扫描后获得的数据进行后处理,可清楚显示病变位置,在判断是否发生肠梗阻、梗阻部位及病因等方面诊断价值较高,但其对粘连性肠梗阻及吻合口狭窄等诊断符合率较低。

(3)螺旋 CT 静脉血管造影(MSCTA):MSCTA 能准确显示肠系膜动脉血管状况,同时可明确血管腔外的组织状况,因此 MSCTA 可为血管源性急腹症的临床诊断、治疗方案选择、随访结果评估等提供重要参考。

**3. 肠扭转 CT 征象有哪些?**

肠扭转 CT 征象主要表现如下。

(1)旋涡征:即肠管、肠系膜血管以一固定点为中心呈螺旋状盘绕或聚集,进而产生旋涡状改变,是肠扭转的主要征象。CT 检查提示该固定点有排列清晰的带状影与血管影,血管造影提示肠系膜血管有动脉旋涡样改变、血管移位转折、血管变细、血管突然中断等血管走行异常征象。但旋涡征非肠扭转特异性征象,不伴有肠扭转的单纯粘连性肠梗阻等肠管与肠系膜其他疾病也可能显示为旋涡征。

(2)鸟喙征:即紧邻旋涡边缘的肠管显示为鸟嘴样,与未呈现旋涡征的积气、积液、扩张肠管之间有清晰的边界,是肠扭转的常见征象。

(3)靶环征:即肠壁以环形对称性增厚的同时显示分层状改变,其原因在于肠扭转后,局部肠壁出现血液循环障碍,静脉回流受到阻碍,增加了黏膜下肠壁水肿与增厚的程度,在对称性增厚的同时显示为分层状改变。

(4)倒"U"形征或"S"形征:在乙状结肠扭转患者中多见,表现为扭转肠祥出现"U"形或"S"形变化。

**4. 各部位肠扭转的鉴别诊断有哪些?**

(1)小肠扭转:小肠扭转应注意与胃十二指肠溃疡穿孔等其他急腹症鉴别;还需与其他原因如粘连性肠梗阻、肠套叠等病情进展所致的绞窄性肠梗阻鉴别。另外,应注意与结肠扭转(如乙状结肠扭转)和盲肠扭转鉴别。一般来讲,不论是全小肠扭转或部分小肠扭转,术前往往只能做出绞窄性肠梗阻的诊断,它的确切病因只有在剖腹探查时才能明确。

(2)乙状结肠扭转:乙状结肠扭转应注意与下列疾病相鉴别。

1)急性假性结肠梗阻:大多数急性假性结肠梗阻的患者在 50 岁以上,最明显的症状是进行性腹胀,持续 3～4 天。50％～60％的患者有恶心和呕吐。一些人可有顽固性便秘。绝大多数患者可听到肠鸣音,一般无高调肠鸣音。典型的 X 线腹平片表现为盲肠、升结肠和横结肠明显扩张,远段结肠常缺乏气体。可以通过结肠镜检查排除机械性肠梗阻而获得确诊。

2)缺血性结肠炎:大部分坏疽型缺血性结肠炎起病急,腹痛剧烈,伴有严重的腹泻、便血和呕吐。临床表现与乙状结肠扭转相似。早期即可出现明显的腹膜刺激征。病变广泛的患者还可伴明显的麻痹性肠梗阻表现。结肠镜检查是诊断缺血性结肠炎最有效的检查方式。

（3）盲肠扭转：应注意与以下疾病相鉴别。

1）急性阑尾炎：急性阑尾炎一般有转移性右下腹痛，右下腹压痛较局限、固定，白细胞增加较显著。

2）急性胃扩张：盲肠扭转时 X 线腹平片显示单个卵圆形胀大肠袢，有气液平面，其部位及形状提示有可能为胀大盲肠。当位于上腹的游离盲肠胀气、积液重时，X 线影像有可能被误认为是急性胃扩张。但经鼻胃管抽吸后，影像无改变。

3）盲肠扭转也需与急性假性结肠梗阻和缺血性结肠炎鉴别。

**5. 肠扭转治疗方式有哪些？**

肠扭转治疗方式包括扭转复位术、复位加固定术、切除吻合术。

（1）扭转复位术：是将发生扭转的肠袢按照顺行或逆行的方位逆扭转角度进行回转复位，需重视术后复发情况。

（2）复位加固定术：即在肠扭转复位后，缝合固定肠管与侧腹膜。

（3）切除吻合术：包括一期切除吻合术与二期切除吻合术，小肠扭转或已出现肠坏死的患者以一期切除吻合术治疗为主，乙状结肠扭转在一期切除坏死肠段后，断端行肠造瘘术，之后再行二期肠吻合术。

全身情况较佳、生命体征基本正常的早期肠扭转患者，或初步保守治疗后临床症状明显好转的患者，无腹膜刺激症状或未出现绞窄征象等患者，均可先给予非手术治疗。

**6. 肠扭转的预防措施有哪些？**

（1）合理饮食，避免暴饮暴食。

（2）养成良好的排便习惯，积极防治便秘。

（3）避免在饱餐后立即进行剧烈运动或重体力劳动，尤其是需要身体前俯和旋转的劳动，对预防肠扭转有一定意义。

# 第七章　肠系膜静脉血栓

## 一、临床诊疗思维实例

### 病　例　一

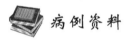病例资料

患者吴某，男，36岁，自述间断腹痛10天，加重12小时。

**1. 根据患者目前所述信息，应首先考虑哪些可能疾病？**

（1）肠道疾病：肠功能紊乱、消化性溃疡、慢性结肠炎、慢性阑尾炎、炎性肠病、肠梗阻、肠道肿瘤等。

（2）肝、胆、胰及泌尿系统疾病：慢性炎症、胆道蛔虫病等。

（3）腹腔内血管阻塞：肠系膜动脉急性阻塞、急性门静脉血栓形成、夹层腹主动脉瘤。

（4）全身性疾病及其他：腹型过敏性紫癜、中毒等。

**2. 需进一步问诊补充哪些病史信息？**

◆ **腹痛诱因、具体部位及性质**

无明显诱因出现腹痛，腹痛位于右中腹，常在夜间发作，呈隐痛样，无放射痛。

◆ **是否伴有其他症状**

无恶心、呕吐，无发热、寒战、心慌、气短。

◆ **精神、睡眠、饮食、体重、排气排便情况**

精神、睡眠不佳，食纳差，近期体重减轻约 2 kg，12 小时前腹痛明显加重，伴便血 2 次，为暗红色血便，量分别约 50 ml、150 ml，小便正常。

◆ **既往史**

8 年前从高空坠落造成肩胛骨骨折，行肩胛骨复位术；有高血压病史 4 年，血压最高 160/100 mmHg，无冠心病、糖尿病等疾病。

◆ **个人史**

已婚，配偶健在，育有 2 女均体健。无输血史，无过敏史，不吸烟，不饮酒。

◆ **家族史**

父亲已故，母亲健在，家族无遗传病病史。

---

**※分析**

（1）患者间断腹痛，进行性加重，无缓解表现，且有便血，需考虑消化道出血，可能与消化性溃疡、憩室、炎性肠病、肠坏死或恶性肿瘤等有关。

（2）患者为青年男性，不明原因出现腹痛症状，需完善相关检查，以利于明确诊断，进一步排除肿瘤等疾病可能。

---

**3. 综合上述信息，患者主诉是什么？**

间断右中腹痛伴便血 10 天，加重 12 小时。

**4. 患者目前需进行哪些初步检查，检查目的是什么？**

◆ **体格检查**

(1)目的：寻找阳性体征，进一步支持并明确诊断。

(2)结果：具体如下。

一般查体：体温 36.9 ℃，呼吸 20 次/分，脉搏 91 次/分，血压 136/96 mmHg。发育正常，营养中等，急性面容，表情痛苦，自主体位，神志清楚,查体合作。全身皮肤无黄染,全身未触及肿大淋巴结。双肺呼吸音清晰,未闻及干、湿啰音。心率 91 次/分,律齐,各瓣膜区未闻及杂音。双下肢无水肿,脊柱、四肢未见异常。病理反射阴性。

专科查体:腹稍膨隆,未见腹壁静脉曲张,未见胃肠型及蠕动波。腹部柔软,右侧腹部压痛及反跳痛,未触及包块,余腹部无压痛及反跳痛,腹肌无紧张,肝脏肋下未触及,脾脏肋下未触及,肝浊音界位于右侧锁骨中线第五肋间,Murphy 征阴性,肝、脾区无叩击痛,腹部移动性浊音阴性。肠鸣音减弱,肛门指诊检查指套附有血凝块。

> **※分析**
>
> 患者查体提示目前一般情况尚可,右侧腹部有阳性体征,肛门指诊证实有消化道出血且量较大,需要进一步完善检查明确诊断。

◆ **实验室检查**

(1)目的:明确机体一般状况,辅助进行诊断及评估。

(2)结果:具体如下。

血常规:白细胞 $11.52 \times 10^9$/L,中性粒细胞百分比 89%,中性粒细胞 $10.25 \times 10^9$/L。

凝血功能:纤维蛋白原降解产物(血浆)71.70 μg/ml,凝血酶原时间 13.80 秒,纤维蛋白原 4.06 g/L,D-二聚体 25.26 mg/L。

肝、肾功能:未见异常。

粪便常规:隐血试验阳性。

肝炎系列、人类免疫缺陷病毒抗体和抗原、梅毒螺旋体抗体:均阴性。

> **※分析**
>
> (1)患者白细胞高,且中性粒细胞增高,为感染征象。
>
> (2)凝血功能异常,粪便隐血试验阳性,证实存在消化道出血且出血量较大,需进一步完善其他相关检查,明确出血部位。

◆ **辅助检查**

（1）目的：进一步明确诊断。

（2）结果：具体如下。

全腹 CT 平扫：门静脉及其肝内分支、肠系膜上静脉及属支、脾静脉弥漫血栓形成，回肠远段、升结肠节段性肠壁缺血、水肿；腹、盆腔积液。门静脉周围见多发迂曲的侧支静脉血管。

腹部超声：门静脉、脾静脉血栓形成（完全填充型），腹腔积液少量，右下腹未触及明显肿大阑尾。

※**分析**

　　结合全腹 CT 平扫、腹部超声结果，该患者肠系膜静脉血栓形成诊断明确。

**5.** 结合上述病史及初步检查结果，该患者初步诊断及诊断依据是什么？

◆ **初步诊断**

①肠系膜静脉血栓形成；②消化道出血。

◆ **诊断依据**

（1）患者为青年男性，间断右中腹痛伴便血 10 天，加重 12 小时。

（2）查体：体温 36.9 ℃，呼吸 20 次/分，脉搏 91 次/分，血压 136/96 mmHg。发育正常，营养中等，急性面容，表情痛苦，自主体位，神志清楚；腹稍膨隆，右侧腹部压痛及反跳痛，腹肌无紧张，肠鸣音减弱，肛门指诊检查指套附有血凝块。

（3）相关检查：具体如下。

血常规：白细胞 $11.52 \times 10^9$/L，中性粒细胞百分比 89%，中性粒细胞 $10.25 \times 10^9$/L。

凝血功能：纤维蛋白原降解产物（血浆）71.70 μg/mL，凝血酶原时间 13.80 秒，纤维蛋白原 4.06 g/L，D-二聚体 25.26 mg/L。

粪便常规：隐血试验阳性。

全腹 CT 平扫：门静脉及其肝内分支、肠系膜上静脉及属支、脾静脉弥漫血栓形成，回肠远段、升结肠节段性肠壁缺血、水肿；腹、盆腔积液。门静脉周围见多发迂曲的侧支静脉血管。

腹部超声：门静脉、脾静脉血栓形成（完全填充型），腹腔积液少量，右下腹未触及明显肿大阑尾。

### 6. 该患者诊断应与哪些疾病相鉴别？

#### ◆ 急性胰腺炎

一般而言，急性胰腺炎患者的疼痛更加剧烈，呈刀割样痛者较多见。疼痛部位除上腹部外，还可位于中腹部和左上腹，疼痛可以向腰背部放射。血、尿淀粉酶升高显著。B 超检查可发现胰腺呈弥漫性或局限性增大，胰腺内部回声减弱，胰管扩张等征象。

#### ◆ 消化性溃疡穿孔

消化性溃疡穿孔的早期常无明显发热，呕吐次数也不甚频繁。随着病情发展，上腹部疼痛逐渐剧烈，并迅速蔓延至全腹。较早出现腹部压痛、反跳痛及腹肌板样强直等腹膜刺激征。肝脏浊音界缩小或消失，腹部透视或平片可发现膈下游离气体。

#### ◆ 肝脓肿

肝脓肿患者可出现畏寒、发热、右上腹胀痛或剧痛。鉴别主要依靠 B 超、CT 等检查，如肝内发现 1 个或多个的脓腔，而胆囊显示正常，则可确诊为肝脓肿。

#### ◆ 急性肠梗阻

急性肠梗阻时，其疼痛部位多位于脐周，可呈阵发性加剧。肠鸣音亢进，呈气过水声或金属音调。麻痹性肠梗阻时，肠鸣音减弱或消失。X 线腹部透视或平片检查发现肠腔内有阶梯状、宽度不等的气液平面，梗阻上方的肠管呈显著性扩张。

**7. 肠系膜静脉血栓形成的治疗原则及措施是什么？**

◆ **治疗原则**

肠系膜静脉血栓形成的治疗包括抗凝治疗和抗凝复合手术治疗两种。对急性或亚急性肠系膜缺血的患者，一经诊断即应给予肝素治疗。肠系膜上静脉血栓形成的患者不是都需要手术探查，但有明确腹膜炎体征的患者须紧急手术。

◆ **治疗措施**

（1）支持性治疗：急性发作时应控制疼痛，注意补充液体并维持电解质平衡，观察患者排便情况。如有肠梗阻、腹胀、顽固性恶心呕吐等症状，可根据需要进行胃肠减压治疗。另外，根据情况输血及应用抗生素。

（2）抗凝治疗：全身抗凝是治疗肠系膜静脉血栓形成的主要手段。抗凝可防止血栓扩散，加速肠再灌注，降低死亡率。一旦确诊，应立即开始抗凝治疗。急性期后，除需立即手术治疗外，应保持抗凝，防止血栓复发。对于创伤、感染或胰腺炎等可逆原因导致的血栓形成，建议持续抗凝3～6个月。抗凝治疗最常见的方案是肝素和口服华法林抗凝。对于长期治疗，华法林抗凝治疗的标准是国际标准化比率为2.0～3.0，抗凝期间需要进行监测。

（3）导管溶栓术：导管溶栓术是直接将导管放置于血栓处或者接近血栓处，通过导管注入溶解血栓药物（如尿激酶等），达到溶解血栓、开通血管目的的一种手术。对抗凝治疗无效的严重急性肠系膜静脉血栓形成患者可考虑该治疗，即使在没有影像学上的血栓溶解，导管引导的纤溶术也可以改善症状，降低肠切除率及其相关并发症。

（4）血栓切除术：开放式血栓切除术可以治疗24小时至72小时内出现肠缺血的急性肠系膜静脉血栓形成，对于存在溶栓治疗禁忌，尤其是有肝硬化病史和近期大手术的患者，该治疗可以迅速使静脉通畅。导管辅助血栓切除术可以作为抗凝治疗和导管溶栓术的辅助手段，特别是在大血管血栓形成的情况下，可以选择经皮机械血栓清除术、血管成形术、支架植入术及吸引性血栓切除术。

（5）外科手术：适用于血流动力学不稳定、症状持续或恶化、出现腹膜炎表现和肠梗阻的肠系膜静脉血栓形成患者。坏死肠切除吻合术是标准的手术方式。术中可以考虑给予罂粟碱，减轻血管痉挛导致的缺血。过多切除可疑肠管有可能导致短肠综合征的发生，因此，手术切除范围需要谨慎考虑。

### 8. 该患者的治疗原则、经过及预后如何？

本患者初步诊断为肠系膜静脉血栓形成，结合临床表现及辅助检查，考虑出血时间久，血栓范围广，有手术指征，其治疗原则应为立即手术探查。

该患者经完善术前检查及评估，立即在全麻下行剖腹探查术。术中探查见：腹腔少量血性积液，吸净积液后，发现距回盲部约 10 cm 向上的回肠肠管缺血坏死，坏死长度约 65 cm，小肠系膜水肿、质硬，剩余小肠、全结肠血运良好，肠管红润。术中诊断：肠系膜血栓，部分回肠坏死。遂决定行部分回肠切除术、肠肠吻合术。术后给予心电监护、吸氧、补液、抑酸、镇痛化痰、预防性抗感染、抗凝等，逐步恢复饮食，术后 3 天可自由活动，无并发症，术后 1 周出院，回家休养。

## 临床实例诊疗思考

（1）肠系膜静脉血栓在临床中相对少见，与肠系膜动脉栓塞相比，本病的腹痛发生往往较为缓慢，腹痛程度相对较轻，病情进展也较为缓慢，因此本病在临床中并非特别凶险。但若疾病持续发展也可能会突然出现剧烈腹痛，疼痛可呈阵发性或持续性，也可能交替出现，当出现肠坏死时可表现为突然出现的持续性剧烈腹痛、腹胀、腹泻、恶心、呕吐、血便等症状，甚至出现休克表现，但查体时体征却相对较轻，即症状体征分离现象。

（2）本病查血常规可发现血小板正常或明显增高，大便隐血可阳性，后期 B 超检查可发现腹腔渗出表现，腹腔穿刺可抽出不凝性渗出液，通过剖腹探查可以明确诊断。本病预后与确诊时机、肠管坏死程度及患者全身状况有关,应尽快切除已坏死肠管并联合应用抗凝药物治疗。

# 病 例 二

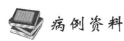病例资料

患者石某,男,42 岁,自述持续性上腹痛 15 天,加重伴呕吐 1 天。

**1. 根据患者目前所述信息,应首先考虑哪些可能疾病?**

(1)胃肠道疾病:消化性溃疡、胃肠炎、肠易激综合征、肠梗阻、炎性肠病、胃肠道肿瘤等。

(2)肝、胆、胰疾病。

(3)腹腔血管性疾病。

**2. 需进一步问诊补充哪些病史信息?**

◆ **腹痛的时间、性质**

15 天前无明显诱因出现腹痛,初为隐痛,为持续性疼痛,以上腹部为主,未予重视,后腹痛渐加重,1 天前疼痛明显加重,疼痛剧烈,无放射,进食后腹痛加重。

◆ **呕吐物性质,呕吐与腹痛关系**

剧烈腹痛后出现恶心、呕吐,呕吐物为胃内容物,未见血性物,呕吐后腹痛无明显减轻。

◆ **有无其他伴随症状**

自觉乏力明显,无发热、寒战,无胸闷、心慌、气短。

◆ **饮食及二便情况**

发病以来,精神、食纳差,近 1 天排暗红色稀便 3 次,小便量少。

◆ **以往有无类似情况**

无。

◆ **既往史**

既往有双下肢静脉曲张病史,10 余年前于外院行手术治疗,术后恢复可。无高血压、冠心病、糖尿病。

◆ **个人史**

已婚,无冶游史,无疫情、疫水接触史。无输血史,无吸烟、饮酒史。

◆ **家族史**

父母健在,兄弟姐妹健在,家族无遗传病病史。

---

※**分析**

（1）患者为持续性腹痛,病情不断加重,目前疼痛剧烈,考虑急腹症可能,应尽快明确诊断。

（2）患者持续性剧烈腹痛伴恶心、呕吐,排暗红色稀便,应考虑肠坏死可能。

（3）患者中年,病程短,不优先考虑肠易激综合征、炎性肠病等慢性病。

（4）腹痛无规律性,既往无类似症状发作,无长期饮酒、药物等诱因,消化性溃疡可能性亦较小。

（5）患者既往有下肢静脉曲张手术史,有静脉血栓形成风险。

---

**3. 综合上述信息,患者主诉是什么?**

持续性上腹痛 15 天,加重伴呕吐、便血 1 天。

**4. 患者目前需进行哪些初步检查,检查目的是什么?**

◆ **体格检查**

(1)目的:寻找阳性体征,辅助诊断。

(2)结果:具体如下。

一般查体:体温 37.5 ℃,呼吸 24 次/分,脉搏 115 次/分,血压 154/91 mmHg。发育正常,营养中等,急性面容,表情自如,强迫体位,神志清楚,查体合作。全身皮肤无黄染。双肺呼吸音清晰,未闻及干、湿啰音。心率 115 次/分,律齐,各瓣膜区未闻及杂音。

专科查体:腹平坦,未见腹壁静脉曲张,未见胃肠型及蠕动波。全腹压痛,剑突下明显,伴反跳痛,腹肌紧张,未触及包块,肝脏肋下未触及,脾脏肋下未触及,肝浊音界位于右侧锁骨中线第五肋间,Murphy 征阴性,肝、脾区无叩击痛,腹部移动性浊音阴性。肠鸣音减弱。肛门未触及异常,指套可见暗红色血迹。

※分析

(1)患者体温高,呼吸、心率增快,血压高,急性面容,强迫体位,提示病情急重。

(2)腹部查体全腹腹膜刺激征阳性,提示弥漫性腹膜炎,肛门指诊指套血染提示下消化道出血可能,为明确诊断需要进一步完善相关检查。

◆ 实验室检查

(1)目的:明确诊断,总体评估。

(2)结果:具体如下。

血常规:白细胞 $27.81 \times 10^9$/L,中性粒细胞百分比 89%,中性粒细胞 $10.25 \times 10^9$/L。

粪便常规:隐血试验(+++)。

尿常规:尿糖(++)。

凝血功能:纤维蛋白原降解产物(血浆)21.98 μg/mL,凝血酶原时间 16.20 秒,活化部分凝血活酶时间 55.70 秒,凝血酶时间 35.40 秒,纤维蛋白原 4.06 g/L,D-二聚体 7040 μg/L。

肝、肾功能:总蛋白 53.9 g/L,白蛋白 32 g/L,余无明显异常。

血糖:7.43 mmol/L。

肝炎系列、人类免疫缺陷病毒抗体和抗原、梅毒螺旋体抗体:均阴性。

※分析

> **※分析**
>
> (1)粪便常规隐血阳性,进一步证实消化道出血。
>
> (2)血凝异常,D-二聚体异常增高,高度怀疑血栓性疾病,可能为绞窄性肠梗阻血管栓塞性病变引起。
>
> (3)白细胞显著增高,中性粒细胞百分比增高,提示全身炎症重。
>
> (4)血糖及尿糖阳性,提示糖尿病可能,需进一步明确诊断。

### ◆ 辅助检查

(1)目的:进一步明确诊断。

(2)结果:具体如下。

腹部 DR:双膈下未见游离气体影,腹部可见肠管胀气影,并见多个气液平面,考虑肠梗阻。

全腹 CT 平扫:肠系膜上静脉及其分支密度增高,待排血栓形成,多发小肠肠壁增厚、肿胀,缺血性改变待排,腹、盆腔积液;双侧少量胸腔积液,双下肺炎症。

> **※分析**
>
> 结合辅助检查结果,该患者肠梗阻诊断明确,肠系膜静脉血栓待排。

**5.** 结合上述病史及初步检查结果,该患者初步诊断及诊断依据是什么?

### ◆ 初步诊断

①急性弥漫性腹膜炎;②肠梗阻;③胸、腹腔积液;④双下肺炎症;⑤肠系膜静脉血栓形成? 肠坏死? ⑥糖尿病?

### ◆ 诊断依据

(1)患者为中年男性,持续性上腹痛 15 天,加重伴便血、呕吐1天。

（2）查体：体温 37.5 ℃，呼吸 24 次/分，脉搏 115 次/分，血压 154/91 mmHg。急性面容，强迫体位，全腹压痛及反跳痛，伴腹肌紧张。肛门指诊：直肠未及肿块，指套可见暗红色血迹。

（3）相关检查：具体如下。

血常规：白细胞 $27.81×10^9$/L，中性粒细胞百分比 89%，中性粒细胞 $10.25×10^9$/L。

粪便常规：隐血试验（＋＋＋）。

尿常规：尿糖（＋＋）。

凝血功能：纤维蛋白原降解产物（血浆）21.98 μg/ml，凝血酶原时间 16.20 秒，活化部分凝血活酶时间 55.70 秒，凝血酶时间 35.40 秒，纤维蛋白原 4.06 g/L，D-二聚体 7040 μg/L。

血糖：7.43 mmol/L。

腹部 DR：双膈下未见游离气体影，腹部可见肠管胀气影，并见多个气液平面，考虑肠梗阻。

全腹 CT 平扫：肠系膜上静脉及其分支密度增高，待排血栓形成，多发小肠肠壁增厚肿胀，缺血性改变待排，腹、盆腔积液；双侧少量胸腔积液，双下肺炎症。

### 6. 该患者诊断应与哪些疾病相鉴别？

#### ◆ 消化性溃疡穿孔

消化性溃疡穿孔是溃疡患者最严重的并发症之一。突然发生剧烈腹痛是穿孔的最初、最重要的症状。疼痛最初开始于上腹部或穿孔的部位，常呈刀割或烧灼样痛，一般为持续性，但也有阵发性加重。疼痛很快扩散至全腹部，可扩散到肩部呈刺痛或酸痛感觉。

#### ◆ 炎性肠病

患者可以出现腹泻、黏液便、脓血便、大便次数增多、腹胀、腹痛、消瘦、贫血等，伴有感染者尚可有发热等中毒症状。结肠镜检查及活检是有效的鉴别方法。

### ◆ 肠易激综合征

肠易激综合征是一组持续或间歇发作,以腹痛、腹胀、排便习惯和(或)大便性状改变为临床表现,而缺乏胃肠道结构和生化异常的肠道功能紊乱性疾病。患者以中青年人为主,发病年龄多见于 20～50 岁,女性较男性多见,有家族聚集倾向,常与其他胃肠道功能紊乱性疾病(如功能性消化不良)并存伴发。肠易激综合征分为腹泻型、便秘型、混合型和不定型四种,我国以腹泻型多见。

### ◆ 痔

痔主要症状为便血,如果伴有血栓会发生疼痛,同样痔核增大后可导致大便变细。痔出血是因排便时大便擦伤肛门周围的静脉团所致,血液随着大便排出后滴下来的多为鲜血,血液与粪便不相混合,大多数没有黏液粘连。肛门指诊可触及曲张的静脉及痔核。肛门镜可鉴别。

### 7. 该患者的治疗原则、经过及预后如何?

本患者弥漫性腹膜炎、肠梗阻诊断明确,肠系膜静脉血栓及肠坏死高度可疑,已出现生命体征改变,有急诊手术指征,因而治疗原则应为立即积极手术探查。

患者入院后在全麻下行剖腹探查术,探查发现胰腺无水肿、坏死,未见胃穿孔。小肠 Treitz 韧带下 20 cm 以远小肠坏死,升结肠、横结肠肝曲部坏死,肠管色泽黑红、蠕动消失,小肠及升结肠各有两处穿孔。遂切除坏死肠管,行小肠造瘘术。术后病理提示:静脉血栓。术后诊断:肠坏死,肠系膜静脉血栓,肠穿孔。术后予以抗凝、抗血小板聚集、抗感染、补液及静脉营养对症支持治疗,32 天后因呼吸、循环功能衰竭死亡。

## 临床实例诊疗思考

(1)本例患者主诉不典型,但与肠系膜静脉血栓临床表现及进展特征相符,即起病隐匿,为非特异性腹痛,起初进展缓慢但病情持续加重,待大范围血栓形成引起肠管缺血、坏死时,表现为突发的腹痛症状急剧加重,且病情进展快,迅速出现发热、弥漫性腹膜刺激征及呕吐、血便。因此,临床上遇到类似病例一定需要警惕,遇到不明原因的急腹症患者,应立即行 CT 检查,尽早明确腹腔病变情况。

(2)肠系膜静脉血栓形成具体病因不明,可能与 C 蛋白、S 蛋白或抗凝血酶Ⅲ缺乏有关。此外,肠系膜血管移植术后,血管创伤、血液凝固状态的改变亦可促使血栓形成。结合该患者有双下肢静脉曲张手术史,可能与本病发生有关。

(3)肠系膜静脉血栓发生后,血管堵塞引起肠管水肿、坏死,大范围的肠管坏死切除后引起短肠综合征,预后差,严重影响生活质量。因此,早诊断、早干预是重点。

## 二、临床诊疗思维扩展

### 1. 肠系膜静脉血栓形成的发病率是多少?

肠系膜静脉血栓形成是一种罕见的隐匿性疾病,其发病率随着诊断模式的改变而增加,每 10 万人中年发病人数为 2.7 例。肠系膜静脉血栓形成占所有急性肠系膜缺血病例的 6%～9%,占急诊入院病例的 1/1000,患者的总死亡率高达 25%。患者的平均就诊年龄为 45～60 岁,男女比例略高。

### 2. 肠系膜静脉血栓形成的病因是什么?

诱发肠系膜静脉血栓形成的系统性因素包括遗传性和获得性高凝状态。血栓形成相关基因包括 $TT677$、凝血因子 $VLeiden$、凝血酶原 $G20210A$ 等,相关凝血因子如抗凝血酶Ⅲ、蛋白 S 和蛋白 C 的缺乏也与肠系膜静脉血栓形成相关。有研究发现基因突变的存在与肠系膜静脉血栓形成之间存在相关性,有报道的基因突变包括 $JAK2V617I$、亚甲基四氢叶酸还原酶 $C677T$ 突变等,突变可导致动脉和静脉血栓形成。诱发肠系膜静脉血栓形成的局部因素包括腹部恶性肿瘤、炎症性疾病、腹腔手术和减肥手术等,其中腹腔手术(尤其是脾切除术)是常见的危险因素,恶性肿瘤是最常见的与肠系膜静脉血栓形成相关的血栓前病变。肝移植患者门静脉血栓形成的患病率高,这可能与门静脉血流紊乱和肝硬化相关的促凝血失衡有关。非肝硬化引起的肠系膜静脉血栓形成通常是急性的,而伴有潜在肝病的肝硬化患者通常有慢性肠系膜静脉血栓形成。

在静息状态时,肠道可以耐受显著的血流减少,只需要20%的毛细血管为组织提供足够的氧气输送。即使在应激期,肠黏膜也能增加氧的吸收。然而,一旦发生血栓形成,导致肠系膜静脉高压,肠内静脉回流受阻,同时由于血栓闭塞导致长时间缺血,肠道毛细血管充分供氧的能力被耗尽。如果侧支循环不能提供代偿性静脉流出,进而导致肠壁缺血,继发动脉痉挛,进一步加重缺血损伤,可导致肠黏膜坏死,最终破坏黏膜屏障。随后肠道细菌可转移到血液和腹腔,导致严重的败血症和多器官功能衰竭,进而导致患者死亡。

血栓形成的锐度、解剖位置和程度会影响肠系膜静脉血栓形成的预后。在所有肠系膜静脉血栓患者中,肠系膜上静脉因无侧支循环,占肠系膜静脉血栓形成的95%,而肠系膜下静脉为远端结肠提供良好的侧支,仅占肠系膜静脉血栓形成的4%~6%。因此,急性肠系膜静脉血栓形成通常是由肠系膜上静脉或其分支血栓形成引起,其能够影响回肠(64%~83%)、空肠(50%~81%)和十二指肠(4%~8%)血运。在亚急性肠系膜静脉血栓形成中,静脉阻塞导致缺血,但充分的静脉侧支循环可以恢复血流。在慢性非闭塞性肠系膜静脉血栓形成中,侧支血管可逐渐形成,为静脉引流提供了替代途径,因此良好的静脉循环网络可以延缓缺血的发生。

### 3. 肠系膜静脉血栓形成的临床表现有哪些?

急性肠系膜静脉血栓形成最常见的症状是非特异性腹痛,其表现与肠系膜动脉缺血相似,在缺血初期以突发性腹痛为特征,严重程度取决于血栓形成的速度和血管受累的程度、位置。在亚急性和慢性肠系膜静脉血栓形成中,由于侧支血管的存在,患者可能无症状或仅出现模糊的间歇性腹痛。75%以上的病例腹痛持续时间超过1.5天。厌食、恶心、呕吐和黑便也是常见症状。虽然只有约15%的病例出现黑便、呕血或便血,但50%的病例出现隐血。发热和腹膜刺激征象提示梗死进展,低血压(收缩压小于90 mmHg)和腹水形成与预后不良有关。慢性肠系膜静脉血栓形成患者也可能出现与门静脉高压相关的出血表现。

**4. 肠系膜静脉血栓形成的诊断方法有哪些?**

(1)实验室检查:没有单一的实验室标记物对肠系膜静脉血栓形成的诊断是敏感的或特殊的,有学者指出实验室检查通常无助于肠系膜静脉血栓形成的诊断。血清乳酸水平通常与肠系膜静脉血栓形成初期病情并不相关,在发病中后期则可能出现乳酸性酸中毒。尽管高血清乳酸水平和代谢性酸中毒与死亡率增加相关,但正常血清乳酸和pH值并不能排除肠系膜静脉血栓形成的诊断,有时严重的白细胞升高可能是唯一的实验室异常指标。部分研究表明,80%~100%的肠系膜静脉血栓形成患者粪便样本的隐血试验阳性。D-二聚体可能由于腹腔感染而升高,因此其对肠系膜静脉血栓形成的评估是非特异性的。

(2)X线平片:肠系膜静脉血栓形成患者的X线平片通常是阴性的,其主要用于排除腹痛的其他原因。肠系膜静脉血栓形成引起肠缺血时可以出现拇指纹等表现,它是由于肠腔水肿、肠内积气而出现的半不透明凹痕。在疾病晚期可以见到门静脉空气及游离腹膜空气。

(3)CT检查:CT增强扫描是肠系膜静脉血栓形成首选的影像学检查手段,是目前诊断肠系膜静脉血栓形成的金标准,其准确率为95%~100%,敏感性和特异性分别为90%和92%。CT血管成像可以显示肠系膜静脉充盈缺损,不仅能提供血栓的精确位置、闭塞程度,还可以观察到肠壁增厚、肠腔扩张积气、腹水、门静脉气体和肠壁持续强化等肠壁缺血表现,这对制订肠系膜静脉血栓形成患者的治疗方案至关重要。

(4)MRI检查:磁共振成像在急性肠系膜静脉血栓形成诊断中的作用有限,因为在大多数临床情况下,MRI检查所需时间较长,不利于及时评估病情。磁共振成像的主要优点是没有电离辐射，这对于腹部影像学上偶然发现慢性肠系膜静脉血栓形成的年轻患者是有益的，另外也可以用于评估肠系膜静脉血栓形成患者治疗的效果。

（5）超声检查：超声检查的优点包括它的广泛可用性和低成本，以及它不会使患者暴露于电离辐射。此外，它可以显示血栓的位置、负荷和闭塞程度。而其主要缺点是对相关肠缺血诊断的敏感性和特异性差，需要依赖于操作者的专业知识和患者的身体状况，这大大限制了其临床应用。但是，双功超声在监测肠系膜静脉血栓形成治疗后门静脉高压的复发和长期并发症的随访中发挥着重要作用。

（6）血管造影检查：这是一种有创性的诊断和治疗手段，可以用于其他影像学检查无法确定或计划有创性治疗措施的病例。随着 CT 的广泛应用，肠系膜血管造影现在很少被用来诊断肠系膜静脉血栓形成。磁共振静脉造影具有无电离辐射的优点，可用于对碘造影剂过敏的患者。而对于症状较轻的慢性肠系膜静脉血栓形成患者，磁共振静脉造影也是一种很好的影像学检查方法。

### 5. 肠系膜静脉血栓形成的预后如何？

肠系膜静脉血栓形成的预后优于动脉血栓形成预后，两者死亡率分别为 44％ 和 66％～89％。本病较高的死亡率主要与未能及时诊断和治疗有关。近年来诊断模式和治疗方法的改进促进了患者预后的改善，最近的报告显示死亡率降至 10％～20％。有报道显示，在及时诊断和治疗的病例中死亡率＜10％；如果治疗时间延迟 6～12 小时，死亡率将上升至 50％～60％；对于在症状出现后 24 小时以上才进行治疗的病例，死亡率在 80％～100％。值得注意的是，与闭塞性肠系膜静脉血栓形成相比，非闭塞性肠系膜静脉血栓形成的死亡率更高，这可能与非闭塞性肠系膜静脉血栓形成非典型的临床表现导致治疗延迟有关。慢性肠系膜静脉血栓形成患者 5 年生存率为 78％～82％，其预后取决于基础疾病的性质和严重程度。本病复发最常见于术后 30 天，报告的比例为 0～25％，在继续抗凝的患者中可降至 0～3％。多数研究报告显示出血率约为 10%,最常见的部位是胃肠道。除非出现颅内出血,抗凝治疗很少导致死亡。肠切除术后肠系膜静脉血栓形成复发率高达 60%,大部分病例在肠吻合处复发。

# 第八章　直肠损伤

## 一、临床诊疗思维实例

### 病　例　一

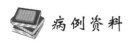 病例资料

患者李某，男，46岁，持续性腹痛6小时。

**1. 根据患者目前所述信息，应首先考虑哪些可能疾病？**

（1）胃肠道疾病：急性胃肠炎、急性阑尾炎、消化性溃疡穿孔、胃肠道损伤、胃肠梗阻、溃疡性结肠炎、结肠癌、直肠癌。

（2）肝、胆、胰疾病：急性胆囊炎、急性胆管炎、急性胰腺炎、肝胆肿瘤、胰腺癌。

（3）泌尿系统疾病：泌尿系统结石、损伤。

（4）其他：带状疱疹、腹型紫癜、药物等。

**2. 需进一步问诊补充哪些病史信息？**

◆ **腹痛的起因、部位、性质及程度**

为持续性腹痛，初起为脐周痛，可忍受，后逐渐加重，不能忍受且向四周扩散，无法缓解。

◆ **是否伴有其他症状**

伴恶心、呕吐，呕吐2次（均为胃内容物），自觉体温稍微升高。

◆ **饮食、排气排便情况,是否有便血或大便习惯改变**

饮食基本正常,无肛门排气,排便 1 次,便中带血。

◆ **既往史**

否认高血压、糖尿病、冠心病等慢性病史。自诉 12 小时前工作时被重物挤压腹部,当时有轻微腹痛,后自行缓解,未予处置。否认手术、输血史。

◆ **个人史**

已婚,育有 1 子体健,无冶游史,长期居住于本地,无疫情、疫水接触史。吸烟 10 年,每日约 20 支,少量饮酒。

◆ **家族史**

父母健在,家族无遗传病病史。

---

※**分析**

(1)患者急性起病,为持续性疼痛,疼痛程度不断加重,考虑急腹症。

(2)患者腹痛始于脐周,向四周扩散,伴恶心、呕吐、发热、便血,多考虑消化道疾病,肠道血管病变或破裂、穿孔可能性大。

(3)结合患者 12 小时前有明确腹部挤压伤病史,首先考虑为迟发性腹腔内出血或胃肠道破裂,应行进一步查体及辅助检查明确腹痛性质及病变部位。

(4)不排除内科疾病及肿瘤的可能。

---

**3. 综合上述信息,患者主诉是什么?**

腹部外伤后间断腹痛 12 小时,加重 6 小时,伴恶心、呕吐、便血。

**4. 患者目前需进行哪些初步检查,检查的目的是什么?**

◆ **体格检查**

(1)目的:寻找阳性体征,进一步支持并明确诊断。

(2)结果:具体如下。

一般查体:体温 37.7 ℃,呼吸 25 次/分,脉搏 85 次/分,血压 110/80 mmHg。神志清,发育正常,营养良好,全身皮肤无黄染,全身未触及肿大淋巴结。双肺呼吸音清晰,未闻及干、湿啰音。心率 85 次/分,律齐,各瓣膜区未闻及杂音。双下肢无水肿,脊柱、四肢未见异常。病理反射阴性。

专科查体:腹稍膨隆,无瘢痕,未见腹壁静脉曲张。全腹压痛、反跳痛、肌紧张,以右中下腹为重,未扪及包块。肝浊音界缩小,腹部移动性浊音可疑阳性,肠鸣音弱。肛门指诊:入肛 5 cm 触诊肛管、肠壁光滑,未触及肿物和破溃,有触痛,退出指套带血。

---

**※分析**

(1)患者发热,全腹压痛、反跳痛、肌紧张,以右中下腹为著,腹膜刺激征明确,病变部位在右中下腹可能性大。

(2)患者有便血,肝浊音界缩小,腹部移动性浊音可疑阳性,肠鸣音弱,肛门指诊指套带血,疑为肠道破裂出血。

(3)患者一般情况尚可,尚无休克体征,应行进一步检查尽快明确诊断。

---

◆ **实验室检查**

(1)目的:明确机体一般状况,辅助进行诊断及评估。

(2)结果:具体如下。

血常规:血红蛋白 105 g/L,红细胞比容 0.32,白细胞 $12.0×10^9$/L,中性粒细胞百分比 0.81,余未见明显异常。

血离子:血清钾 2.9 mmol/L、血清钠 110 mmol/L、血清氯 93 mmol/L,余未见异常。

凝血功能:未见异常。

肝、肾功能:未见异常。

血脂:未见异常。

血糖:未见异常。

肿瘤标志物:AFP、CEA、CA19 - 9均正常。

肝炎系列、人类免疫缺陷病毒抗体和抗原、梅毒螺旋体抗体:均阴性。

※分析

(1)患者血红蛋白及红细胞比容下降,考虑消化道出血、便血所致。

(2)白细胞及中性粒细胞百分比升高,结合发热及腹膜炎体征,说明腹腔炎症重。

(3)血钾低,提示患者存在水、电解质紊乱。

◆ 辅助检查

(1)目的:进一步明确诊断。

(2)结果:具体如下。

腹部超声:腹腔积液,肝、胆、胰、脾未见异常。

腹部DR:膈下见游离气体。

腹腔穿刺:抽出不凝固血及粪性浑浊液体。

肠镜:直肠肿胀,腹膜反折以上直肠后壁可见一5 cm左右规则裂口。

※分析

结合腹腔穿刺及肠镜检查结果,该患者直肠损伤诊断明确,有急诊手术指征,是否合并腹腔内其他脏器损伤需在术中探查明确。

**5.** 结合上述病史及初步检查结果,该患者初步诊断及诊断依据是什么?

◆ 初步诊断

直肠破裂(腹膜反折以上),急性弥漫性腹膜炎。

◆ **诊断依据**

(1)患者为中年男性,腹部外伤后间断腹痛 12 小时,加重 6 小时,伴恶心、呕吐、便血。

(2)查体:腹稍膨隆,全腹压痛、反跳痛及肌紧张,以右中下腹为著,肠鸣音弱,腹部移动性浊音可疑阳性,肝浊音界缩小。肛门指诊:入肛 5 cm 触诊肛管、肠壁光滑,未触及肿物和破溃,有触痛,退出指套带血。

(3)相关检查:具体如下。

血常规:血红蛋白 105 g/L,红细胞比容 0.32,白细胞 $12.0 \times 10^9$/L,中性粒细胞百分比 0.81,余未见明显异常。

血离子:血清钾 2.9 mmol/L、血清钠 110 mmol/L、血清氯 93 mmol/L,余未见异常。

腹部超声:腹腔积液,肝、胆、胰、脾未见异常。

腹部 DR:膈下见游离气体。

腹腔穿刺:抽出不凝固血及粪性浑浊液体。

肠镜:直肠肿胀,腹膜反折以上直肠后壁可见一 5 cm 左右规则裂口。

**6. 该患者诊断应与哪些疾病相鉴别?**

◆ **急性阑尾炎**

大多数患者起病时先有中上腹持续性隐痛,数小时后腹痛转移至右下腹,呈持续性隐痛,伴阵发性加剧。中上腹隐痛经数小时后转移至右下腹痛是急性阑尾炎腹痛的特点。少数患者起病时即感右下腹痛。可伴恶心、呕吐或腹泻。重者可有发热、乏力、精神差。右下腹麦氏点压痛或伴有肌紧张、反跳痛是诊断急性阑尾炎的重要体征。B 超检查可发现阑尾肿胀或阑尾周围液性暗区。

◆ **急性胆囊炎**

右上腹持续性疼痛,并向右肩部放射,多伴有发热、恶心、呕吐,但一般无黄疸。当结石嵌顿胆囊管或排入胆总管后可引起右上腹阵发性绞痛,向右肩背部放射,并可有黄疸。查体右上腹有明显压痛、反跳痛和肌紧张,Murphy 征阳性是急性胆囊炎的特征。有时可触及肿大的胆囊,伴有胆道梗阻者可有黄疸。B 超是首选检查方法,可发现胆囊肿大,囊壁肿胀,壁厚或周围有渗出。

◆ **急性胰腺炎**

多数患者有胆石症病史,常在暴饮暴食或酗酒后突然发作,上腹部持续性疼痛,向腰背部放射,可有恶心、呕吐;重症患者腹痛迅速扩散至全腹,常有发热,并在早期可出现休克或多脏器功能不全。上腹压痛或伴有肌紧张、反跳痛,可有黄疸、移动性浊音阳性,脐周围或侧腹壁皮肤可出现紫红色瘀斑。血、尿淀粉酶可明显升高,但血清淀粉酶的升高常在发病6～8小时后,故发病初期如血清淀粉酶不升高不能排除该病的可能,重症患者血、尿淀粉酶或明显升高或不升高。CT 检查可见胰腺肿大、胰腺周围脂肪层消失、胰周或腹腔积液,增强扫描可判断有无胰腺坏死,是诊断重症急性胰腺炎最可靠的方法。

◆ **胃十二指肠溃疡穿孔**

患者多有慢性消化性溃疡病史。腹痛多从穿孔部位起始,以中上腹部为主,迅速扩散至全腹,可有恶心、呕吐、发热。伴有出血时可有呕血或黑便。因胃液对腹膜的化学性刺激颇为强烈,故患者的腹痛极为剧烈,腹膜刺激征亦极为明显,其腹肌强直常呈板样,重者可伴休克现象。胃镜检查可明确诊断。

**7. 直肠损伤(腹膜反折以上)的治疗原则及措施有哪些?**

◆ **治疗原则**

单纯的非手术治疗仅适用于少数患者,有学者推荐直肠损伤保守治疗的标准为直肠损伤等级在Ⅱ级以下,损伤范围不大,没有大的合并伤,在伤后 8 小时内治疗且生命体征稳定者。其余绝大多数直肠损伤者都需要手术治疗,直肠损伤的治疗应根据致伤物的类型、损伤的轻重、伤后时间的长短及损伤的部位来定。

◆ **治疗措施**

(1)非手术治疗:包括禁食,补液,使用止血药物和抗生素,必要时经肛门填塞缠绕油纱布压迫止血,但应密切观察病情变化,一旦出现高热、会阴部肿痛等病情加重征象时应及时转手术治疗。

如有休克者应首先抗休克,然后再处理肛管、直肠等次要的损伤。应立即给予补液,应用血管活性药物,维持有效循环血量,必要时可行输血治疗,一旦休克得到纠正,则立即进行手术治疗。

(2)手术治疗:处理直肠损伤通常最安全的方法是在穿破直肠的近端行结肠造瘘术,使粪便流转,同时对破损肠壁进行修补。

腹膜反折以上直肠损伤,除行近端结肠造瘘术外,如破损处范围不大,可将肠壁上的创口缝合,腹壁切口也行一期缝合而不需引流。如破损的位置过深不易缝合或破损的范围过大不能缝合者,则还需在创口附近放置引流管。必要时术后应进行直肠冲洗,以减少污染机会,降低感染等并发症。继续应用抗生素,随腹腔炎症好转,引流管可逐渐拔出,至肠壁上的创口完全愈合以后,再隔3个月行二期手术关闭造瘘口。

**8. 该患者的治疗原则、经过及预后如何?**

本患者腹膜反折以上直肠损伤诊断明确,有手术指征,其治疗原则应为急诊手术治疗。

该患者经完善术前检查及评估,急诊于硬膜外麻醉下行剖腹探查术＋直肠破损修补术＋乙状结肠造瘘术。患者全麻后,腹腔探查见腹腔内大量血性液体及食物残渣,吸出内容物后,自十二指肠往下依次探查小肠至盲肠处未见异常,依次向下仔细探查,在离盆壁上方4～5 cm处的直肠后壁有一5 cm左右的不规则穿孔,仔细缝合直肠壁穿孔,大量温生理盐水反复冲洗腹腔,然后行乙状结肠造瘘术,造瘘成功后于盆腔内放置引流管,随即逐层缝合腹壁,手术结束。结束后予以远段直肠清洗,直至肛门流出液洁净。术后予胃肠减压及抗生素治疗,3天后引流量小于10 ml,拔除引流管,2周后伤口甲级愈合予以拆线,3周后痊愈出院。

至肠壁上的创口完全愈合以后,再隔 3 个月行二期手术关闭造瘘口。

## 临床实例诊疗思考

(1)肛门、直肠由于有骨盆的保护,平时损伤较为少见,其发生率占腹部外伤的 0.5％～5.5％。但损伤如果诊治不及时,可能发生严重的感染并发症。直肠损伤的死亡率可达 0～10％,并发症发生率可达10％～45％。直肠和肛管损伤多有如下特点:①肠内容物含细菌多,易感染;②周围疏松组织多,血运差,感染易扩散;③常合并其他组织器官损伤,如骨盆骨折、尿道损伤等;④发病率较低,易误诊、漏诊;⑤后期并发症多,治疗困难,预后欠佳。

(2)本例患者腹膜刺激征症状明显,应注意与各种能引起腹膜刺激征症状的疾病相鉴别,如消化道穿孔、急性阑尾炎、急性胆囊炎、肠梗阻等。便血及肛门指诊指套带血时,应考虑有直肠损伤,可经 B 超及 CT 等辅助检查进一步明确诊断,必要时行肠镜检查。

(3)腹膜反折以上的直肠损伤由于多合并腹膜炎,应尽早手术探查,彻底清创止血,清除异物,修补损伤肠段或切除后远端封闭,近端结肠造口,二期再还纳。对于术前全身情况较好,腹腔内污染轻,伤后至手术时间<6 小时,无合并脏器损伤,无肠系膜血管损伤者,可考虑在适当腹腔冲洗后行一期直肠破损修补或切除吻合而不必另行旷置和引流。一期手术减轻了术后患者肠外瘘的痛苦及术后护理任务,避免了再次手术。但是对重伤者,粪便流转可保证损伤修复处愈合,减轻腹腔内的感染,避免术后修补处或吻合口瘘,符合损伤控制性的原则。因此对于直肠损伤严重、重度污染的患者不能勉强去做一期手术,要根据病情需要,宁可早期行肠造瘘术,二期行肠造瘘回纳术,以降低直肠损伤的病死率。

# 病 例 二

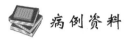 **病例资料**

患者丁某,男,48 岁,自述 3 小时前出现便血,伴有肛门下坠感。

**1. 根据患者目前所述信息,应首先考虑哪些可能疾病?**

(1)消化道出血。

(2)炎性肠病、阿米巴痢疾。

(3)结直肠息肉、肿瘤。

(4)痔、肛裂等肛肠疾病。

**2. 需进一步问诊补充哪些病史信息?**

◆ **大便的性状、便血量**

粪便大致正常,血色鲜红不与粪便混合,仅黏附于粪便表面,无黏液及脓。

◆ **是否伴有其他症状**

伴有肛门下坠感,无腹痛、腹胀、腹泻、便秘,无心慌、气短,无恶心、呕吐,无发热。

◆ **既往有无类似的情况**

无。

◆ **近期饮食及二便情况**

近期无不洁饮食史,大小便正常。

◆ **既往史**

既往体健,无消化性溃疡病史,无肝炎、高血压、冠心病、糖尿病等慢性疾病。

◆ **个人史**

已婚,无冶游史,无疫情、疫水接触史。患者自诉 5 小时前下楼时不慎踩空,跌倒在地,坐在地上一块凸起的石头上,当时疼痛剧烈,后自行缓解,未予处置。无手术、输血史。不吸烟,不饮酒。

◆ **家族史**

父健在,母已故,死因不详,家族无遗传病病史。

---

※**分析**

(1)患者为中年男性,突然出现便血伴肛门下坠感,色鲜红,不与粪便混合,量不大,无腹痛、腹胀、恶心、呕吐等其他伴随症状,多考虑肛管、直肠出血,如肛裂、痔、息肉等。

(2)患者无不洁饮食史,无腹痛、腹胀、腹泻、便秘,粪便无黏液及脓,可排除细菌性痢疾或阿米巴痢疾及炎性肠病可能。

(3)患者自诉臀部有外伤史,考虑为外伤致直肠、肛管损伤可能性大。

---

**3. 综合上述信息,患者主诉是什么?**

跌落致臀部外伤 5 小时,便血伴肛门下坠感 3 小时。

**4. 患者目前需进行哪些初步检查,检查目的是什么?**

◆ **体格检查**

(1)目的:寻找阳性体征,明确诊断。

(2)结果:具体如下。

一般查体:体温 36.8 ℃,呼吸 20 次/分,脉搏 72 次/分,血压 130/70 mmHg。神志清,发育正常,营养良好,全身皮肤无黄染。双肺呼吸音清晰,未闻及干、湿啰音。心率 72 次/分,律齐,各瓣膜区未闻及杂音。双下肢无水肿,脊柱、四肢未见异常。病理反射阴性。

专科查体:腹平软,未见腹壁静脉曲张。全腹无压痛、反跳痛及肌紧张,未触及包块。Murphy 征阴性,腹部移动性浊音阴性,肠鸣音 4～5 次/分。直肠指诊:入肛 5 cm 可扪及直肠壁明显肿胀,可扪及直肠后壁破口,触痛明显,指套带血。

※分析

患者查体阳性体征明显,初步诊断为直肠损伤,需进一步完善相关检查。

◆ 实验室检查

(1)目的:明确诊断,总体评估。

(2)结果:具体如下。

血常规:未见异常。

粪便常规:粪便未见异常,鲜红色血黏附于粪便表面,不与粪便混合。

尿常规:未见异常。

凝血功能:未见异常。

肝功能、肾功能、血糖、血脂:未见异常。

肝炎系列、人类免疫缺陷病毒抗体和抗原、梅毒螺旋体抗体:均阴性。

肿瘤标志物:无明显异常。

※分析

患者粪便表面带血,余实验室检查未见明显异常,结合病史及查体,提示直肠、肛管下段局部损伤可能性大,可进一步行肠镜检查明确诊断。

◆ 辅助检查

(1)目的:进一步明确诊断。

(2)结果:具体如下。

肠镜:距肛门 5 cm 处直肠后壁有一不规则破口,大小约 1.0 cm×1.5 cm。

※分析

　　结合肠镜检查,该患者直肠损伤(腹膜反折以下)诊断明确。

**5. 结合上述病史及初步检查结果,该患者初步诊断及诊断依据是什么?**

◆ 初步诊断

直肠损伤(腹膜反折以下)。

◆ 诊断依据

(1)患者为中年男性,跌落致臀部外伤5小时,便血伴肛门下坠感3小时。

(2)查体:生命体征平稳,腹部查体未见明显阳性体征。肛门指诊:入肛5cm可扪及直肠壁明显肿胀,可扪及直肠后壁破口,触痛明显,指套带血。

(3)辅助检查:肠镜示距肛门5cm处直肠后壁有一不规则破口,大小约1.0cm×1.5cm。

**6. 该患者诊断应与哪些疾病相鉴别?**

◆ 痔

痔主要症状为便血,如果伴有血栓会发生疼痛,同样痔核增大后可导致大便变细。痔出血是因排便时大便擦伤肛门周围的静脉团所致,血液随着大便排出后滴下来的多为鲜血,血液与粪便不相混合,大多数没有黏液粘连。直肠指诊及肛镜检查可鉴别。

◆ 肛裂

肛裂是齿状线以下肛管皮肤全层裂伤后形成的小溃疡,肛裂、前哨痔、肛乳头肥大是典型"肛裂三联征"。常伴有与排便有关的肛门剧痛和出血症状。直肠指诊及肛镜检查可鉴别。

◆ 直肠息肉

无痛性便血是直肠息肉的主要临床表现。息肉所致的便血出血量较少,当排便时因挤压可使息肉脱落,息肉体积大、位置低时,可发生较多量的便血。便血特点为大便带血,而不发生滴血。息肉较大或数量较多时,由于重力关系牵拉肠黏膜,使其逐渐与肌层分离而向下脱垂。排便动作刺激肠蠕动,可使蒂基周围的黏膜层松弛,并发直肠脱垂。肠蠕动牵拉息肉时,可出现肠道刺激症状,如腹部不适、腹痛、腹泻、脓血便、里急后重等。直肠镜检查可鉴别。

### 7. 直肠损伤(腹膜反折以下)的手术治疗原则及措施有哪些?

腹膜反折以下直肠损伤,损伤严重者多合并其他脏器损伤,如骨盆骨折、膀胱损伤、尿道损伤等。常需经腹会阴联合手术、清创、修补直肠破损、粪便转流及充分骶前引流术。6 cm 以内的小损伤,可行经肛门直肠腔内修补术,或只做会阴部引流,控制排便及应用抗生素数日即可。高位直肠严重损伤者,经腹切开盆底腹膜行损伤部位的修补术,加做近端结肠造瘘术。术中用生理盐水或碘伏稀释液冲洗下段乙状结肠和直肠。术后直肠周围间隙置引流管,另从会阴部引出。

术后应进行直肠冲洗减少污染机会,降低感染等并发症。创口经上述办法处理后,除应继续应用抗生素外,引流管可逐渐拔出,至肠壁上的创口完全愈合以后,再隔 3 个月行二期手术关闭造瘘口。

### 8. 该患者的治疗原则、经过及预后如何?

本患者的治疗原则应为积极手术治疗,因该患者破口位置距离肛门较近,且破口较小,故选择经肛门直肠腔内修补术。

该患者经完善术前检查及评估,急诊在硬膜外麻醉下行经肛门直肠腔内修补术。扩肛后,可见距离肛门 5 cm 处有一大小为 $1.0~cm \times 1.5~cm$ 的破口,仔细缝合直肠壁破口,修补完毕后用大量温生理盐水反复冲洗,术后给予禁食水、抗炎、补液、营养支持治疗,控制患者排便,预防感染。术后 1 周患者恢复良好,伤口愈合出院。

## 临床实例诊疗思考

(1)本例患者诊断较为清晰,患者主诉为便血伴肛门下坠感,结合患者外伤病史和直肠指诊结果,基本可诊断为直肠肛管的损伤,结合肠镜检查即可明确诊断为腹膜反折以下的直肠损伤。

(2)因患者损伤较小且距离肛门较近,故可选择对患者损伤较小的经肛门直肠腔内修补术,术后积极行抗感染治疗,这样既可减少对患者的损伤,又可缩短病程。

# 二、临床诊疗思维扩展

## 1. 直肠损伤的分类和分级主要有哪些?

根据损伤解剖位置分类:可分为腹膜反折以上的损伤和腹膜反折以下的损伤。

根据损伤性质分类:可分为闭合性损伤和开放性损伤。

直肠损伤按损伤程度分为五级:

(1)部分直肠壁受损致血肿或裂伤为Ⅰ级;

(2)直肠裂伤小于其周径的50%为Ⅱ级;

(3)直肠裂伤超过其周径的50%为Ⅲ级;

(4)直肠全层破裂并伤及会阴部者为Ⅳ级;

(5)直肠损伤且其血供受阻断者为Ⅴ级。

## 2. 直肠损伤的病因有哪些?

(1)插入伤:多见于意外事故,因跌倒或由高处坠下时,碰撞在直立于地上的木桩、铁杆、树枝、栅栏或工具柄等物上,使异物插入肛门直肠内。

(2)手术损伤:盆腔内、会阴部、肛门直肠和骶尾部各种手术时产生的误伤。

(3)器械损伤:在使用直肠镜、乙状结肠镜、纤维结肠镜、肛体温计和灌肠器头时,放入不慎,刺破直肠;或在取活体组织检查中、电灼直肠内良性肿瘤时,也可发生损伤。

（4）武器伤：在战争时期多见，如枪弹、刺刀等所致的损伤。

（5）其他：如臀部创伤、骨盆骨折、边缘锐利的直肠内异物等；检查直肠时，因气体注入太多，压力骤然增加，也可使直肠破裂；当呕吐、举重时，用力过猛，有时直肠也能自发性破裂。

**3. 直肠损伤相关检查及各自的主要特点是什么？**

临床上对直肠损伤的诊断除了必须做细致全面的体格检查外，还需采取其他的辅助检查协助诊断。

（1）直肠指诊：对疑有肛管直肠损伤者，应常规行肛门直肠指诊，直肠指诊是最有价值的诊断方法，如指套染血或直肠腔内有血块，说明有直肠损伤；对于肛管和直肠下段损伤，指诊时一般可扪及损伤的部位、裂口大小以及括约肌损伤情况。

（2）直肠镜：若指诊阴性，又疑有直肠损伤时，在病情许可时可行直肠镜检查，常能明确损伤的部位和范围。

（3）腹腔穿刺：若怀疑腹膜反折以上的直肠损伤，除其他常规检查外，应行诊断性的腹腔穿刺检查，如穿刺物为不凝固的血性液体或粪性浑浊液体时，则能明确诊断。

（4）其他：必要时可行立位腹平片或 CT 等检查，以便观察和分析有无直肠异物，以及确定有无膈下游离气体和骨折等情况。但忌在肛门注入造影剂、钡剂等。

**4. 腹膜反折上、下直肠损伤的临床表现有哪些异同点？**

共同点：无论何部位的直肠损伤，患者均有便血或肛门口滴血，肛门下坠感及会阴部胀痛等表现。

区别点：腹膜反折以上的直肠损伤，患者除有上述表现外，还有腹膜炎的表现，出现腹痛、腹胀、肠鸣音减弱或消失、肝浊音界缩小或消失、腹部有压痛及反跳痛。直肠指诊有触痛，指套带血，但直肠破口不一定能扪及。X 线摄片见膈下游离气体，B 超提示腹腔有积液，腹腔穿刺可抽出不凝固血性液体或粪性浑浊液体等。

腹膜反折以下的直肠损伤,除有以上直肠损伤的共同表现外,患者多无肠穿孔、腹膜炎症状。但可有血尿,或尿中带气体、粪渣,或阴道溢粪。有的亦可有下腹部局限性腹膜炎的表现。直肠指诊可扪及直肠壁明显肿胀,有的可扪及肠壁破口或异物,触痛明显,指套带血。B超或X线摄片可见盆腔或后腹膜有巨大血肿。

## 5. 直肠损伤的治疗原则是什么?

### ◆ 非手术治疗

单纯的非手术治疗仅适用于少数患者。Morken 提出,直肠损伤保守治疗的标准为直肠损伤等级在 Ⅱ 级以下,损伤范围不大,没有大的合并伤,在伤后 8 小时内治疗且生命体征稳定者。如直肠黏膜挫伤出血时,可先予保守治疗,包括禁食、补液、使用止血药物和抗生素,一般不需要手术治疗。但应密切观察病情变化,一旦出现高热、会阴部肿痛等病情加重征象时应及时转手术治疗,以免引起不良后果。对于合并休克者,积极抗休克治疗,必要时在纠正休克的同时行手术探查止血。

### ◆ 手术治疗

绝大多数的直肠损伤都需要手术治疗,早期手术可防止腹膜炎或腹膜外间隙感染,减少并发症和死亡。

手术原则是优先处理严重合并伤(如颅脑损伤、血气胸和腹腔内实质性脏器破裂出血等),再行直肠和肛管损伤的手术治疗。处理直肠损伤通常最安全的方法是在穿破直肠的近端行结肠造瘘术,使粪便流转,同时对破损肠壁进行修补。

对于腹膜反折以上直肠损伤,除行近端结肠造瘘术外,如破损处范围不大,可将肠壁上的创口缝合,腹壁切口行一期缝合而不需引流。如破损的位置过深不易缝合或破损的范围过大不能缝合者,则还需在创口附近放置引流管。

如破损处在腹膜反折以下,创口一般不能经腹部切口缝合。这种情况下,除经由腹壁切口做乙状结肠造瘘外,最好再通过会阴部切口引流。

通常是在尾骨前面做一纵向切口,切除尾骨,并自骶骨前凹探达直肠破损处,将异物或碎骨片取出后放置引流管;也可以不切除尾骨,而经肛提肌达直肠旁间隙。直肠冲洗可减少污染机会,降低感染等并发症。创口经上述方法处理后,除应继续应用抗生素外,引流管可以逐渐拔出。至肠壁上的创口完全愈合以后,再隔3个月行二期手术关闭造瘘口。

当直肠腹膜外破损时,上述既做结肠造瘘,又行会阴部引流的方法,最为安全有效。单做结肠造瘘而不做会阴部引流,往往容易并发直肠周围脓肿;单做会阴引流而不行结肠造瘘,其创口愈合极为缓慢,多数会形成直肠外瘘。

**6. 预防肛管直肠损伤的措施有哪些?**

(1)注意保护,避免外伤及异物损伤。

(2)注意少吃辛辣、油腻等刺激性比较强的食物,多吃清淡富含纤维的食物,如新鲜的水果和蔬菜,保持大便通畅。

(3)避免久坐,适当运动,积极锻炼身体,促进体内血液流通,增强机体抵抗力。

(4)养成良好的排便习惯,不要长久地蹲在厕所看书、玩游戏,每次大便时间最好不要超过10分钟,切勿忍便忍尿,有便意时需及时排出,最好每天都能够定时排便,形成条件反射性排便。

(5)注重个人卫生,居住的环境不要过于潮湿、阴暗,每天用温水清洗肛门处,保持肛门周围清洁干净,个人的卫生用品不得交叉使用,避免感染。

(6)若有息肉、痔疮、肛裂、肛窦炎、肛瘘、肛周脓肿等肛肠疾病时,早诊断早治疗。

# 第九章　肛周脓肿与肛瘘

## 一、临床诊疗思维实例

### 病　例　一

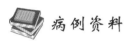病例资料

患者原某,男,28 岁,自述肛旁肿痛 1 周,伴发热 1 天。

**1. 根据患者目前所述信息,应首先考虑哪些可能疾病?**

(1)肛周脓肿、肛瘘、痔、肛裂等。

(2)肛周皮肤炎症性疾病,如毛囊炎、湿疹等。

(3)其他,如骶尾骨结核、畸胎瘤等。

**2. 需进一步问诊补充哪些病史信息?**

◆ **疼痛的部位、性质、程度、影响因素**

疼痛主要位于肛门右侧,呈持续性胀痛,疼痛较剧烈,无放射,排便时疼痛加重。

◆ **有无包块或分泌物**

肛旁可触及一硬块,无破溃,无流脓,压痛明显。

◆ **发热及其他伴随症状**

发热 1 天,最高体温 38.4 ℃,无寒战,无头晕、头痛、恶心、呕吐、食欲减退等其他伴随症状。

◆ **本次发病诱因,既往有无出现类似症状**

无明显诱因,既往无类似症状。

◆ **精神、睡眠、饮食、体重、排气排便情况**

近期精神、睡眠、饮食均欠佳,体重无明显变化,肛门排气排便正常,无脓血便,小便正常。

◆ **既往史**

既往体健,无高血压、冠心病、糖尿病等慢性疾病。

◆ **个人史**

已婚,无冶游史,无疫情、疫水接触史。无手术、外伤、输血史。吸烟近 2 年,5～10 支/日,未戒烟;饮酒 3 年,平均每日 1～2 瓶啤酒,未戒酒。

◆ **家族史**

父母健在,兄弟姐妹健在,家族无遗传病病史。

---

**※分析**

(1)患者为青年男性,肛旁肿痛 1 周,疼痛为持续性胀痛,较剧烈,且疼痛处可触及一硬块,压痛明显。首先考虑硬块为炎性肿块,肛周脓肿可能性大,需查体及进一步检查明确。

(2)患者病程 1 周后出现发热,提示炎症加重。

(3)患者本次症状为首发,病程较短,且肿块无破溃及流脓,暂不考虑肛瘘。

(4)发热与肛旁肿痛也可能无直接关系,需进一步诊断鉴别。

---

**3. 综合上述信息,患者主诉是什么?**

肛旁肿痛 1 周伴发热 1 天。

**4. 患者目前需进行哪些初步检查,检查目的是什么?**

◆ **体格检查**

(1)目的:寻找阳性体征,明确诊断。

（2）结果：具体如下。

一般查体：体温 38.4 ℃，呼吸 18 次/分，脉搏 74 次/分，血压 125/75 mmHg。发育正常，营养中等，急性面容，自主体位，神志清楚，查体合作。全身皮肤无黄染。双肺呼吸音清晰，未闻及干、湿啰音。心率 74 次/分，律齐，各瓣膜区未闻及杂音。双下肢无水肿，脊柱、四肢未见异常。病理反射阴性。

专科查体：膝胸位 5 点处肛旁皮肤红肿，可见一 4 cm×5 cm 大小肿物，表面光滑，压痛明显，中心有波动感。肛门指诊：患侧肛管内 4 cm 处直肠壁可触及悬浮波动感，触痛明显，肛门无狭窄，肛管及直肠的内壁无压痛，黏膜光滑，无搏动感，指套无血迹。

> ※分析
>
> 　　患者查体阳性体征提示肛周脓肿存在，波动感明显提示脓液已形成。

◆ **实验室检查**

（1）目的：明确诊断，总体评估。

（2）结果：具体如下。

血常规：白细胞 $16.63×10^9$/L，中性粒细胞百分比 89.6%。

粪便常规：正常，隐血试验（−）。

尿常规：正常，白细胞（−）。

凝血功能：未见异常。

肝、肾功能：未见异常。

血糖：6.32 mmol/L。

降钙素原组合：白介素-7 40.03 pg/ml。

肝炎系列、人类免疫缺陷病毒抗体和抗原、梅毒螺旋体抗体：均阴性。

**※分析**

　　患者白细胞及中性粒细胞百分比均增高,提示炎症存在,发热可能与肛周炎症密切相关。

### ◆ 辅助检查

(1)目的:进一步明确诊断。

(2)结果:具体如下。

肛镜:直肠黏膜光滑,呈粉红色,无充血。

肛周超声:患者膝胸位,肛门 5 点处皮下可见明显积液及包块,大小 5 cm×4 cm。

肛管直肠超声:膝胸位,5 点处肛管内壁可见 4 cm×3 cm 液性暗区,考虑脓肿形成。

诊断性穿刺:肿物波动处穿刺,抽出 4 ml 黄褐色脓性液体。

**※分析**

　　结合肛周超声、肛管直肠超声及诊断性穿刺,该患者肛管直肠周围脓肿诊断明确。

**5.** 结合上述病史及初步检查结果,该患者初步诊断及诊断依据是什么?

### ◆ 初步诊断

肛管直肠周围脓肿。

### ◆ 诊断依据

(1)患者为青年男性,肛旁肿痛 1 周,伴发热 1 天。

(2)查体:体温 38.4 ℃。膝胸位 5 点处肛旁皮肤红肿,可见一 4 cm×5 cm大小肿物,表面光滑,压痛明显,中心有波动感。肛门指诊:患侧肛管内 4 cm 处直肠壁可触及悬浮波动感,触痛明显,肛门无狭窄,肛管及直肠的内壁无压痛,黏膜光滑,无搏动感,指套无血迹。

(3)相关检查:具体如下。

血常规:白细胞 $19.63 \times 10^9/L$ ,中性粒细胞百分比 $89.6\%$ 。

肛周超声:患者膝胸位,肛门 5 点处皮下可见明显积液及包块,大小 5 cm×4 cm。

肛管直肠超声:膝胸位,5 点处肛管内壁可见 4 cm×3 cm 液性暗区,考虑脓肿形成。

诊断性穿刺:肿物波动处穿刺,抽出 4 ml 黄褐色脓性液体。

## 6. 该患者诊断应与哪些疾病相鉴别?

### ◆ 臀部皮肤脓肿

臀部皮肤脓肿可为疖、痈或皮脂腺囊肿。通常距离肛门较远,脓肿表浅,范围较小,疼痛程度较轻,触诊可发现脓肿与肛门之间无皮下条索,超声可鉴别。

### ◆ 肛裂

肛裂是齿状线以下肛管皮肤全层裂伤后形成的小溃疡,肛裂、前哨痔、肛乳头肥大是典型"肛裂三联征"。肛裂病灶无瘘管、外口、内口结构,常伴有与排便有关的肛门剧痛和出血症状。

### ◆ 肛瘘

肛瘘是由肛周脓肿造成的慢性感染或引流后形成的感染性管道。特征为肛周或臀部区域皮肤硬结,并可在硬结与肛管之间扪及硬的条索,硬结可间断破溃流出脓血。患者病程较长,症状间断性反复发作。

### ◆ 血栓性外痔

血栓性外痔是由一个或多个外痔血栓形成而引起的肛周疼痛急性发作,可在肛缘查见球状突起的肿块,表面皮肤菲薄,呈紫红、紫黑或干枯破溃,触痛明显。

## 7. 肛管直肠周围脓肿的治疗原则及措施有哪些?

总体治疗原则:在脓肿形成前,可采用中药、药膏外涂等保守治疗缓解症状,脓肿一旦形成,应尽早切开引流。

保守治疗:抗生素抗感染;温水或中药坐浴;局部理疗;口服缓泻剂或石蜡油以减轻排便时疼痛等。

手术治疗:脓肿切开引流为主要治疗方法,对于并发肛瘘者,可考虑同时行肛瘘切开或挂线引流术。

### 8. 该患者的治疗原则、经过及预后如何?

本患者肛周脓肿诊断明确,且脓肿已形成,治疗原则应为积极手术治疗。

该患者经完善术前检查及评估,急诊在硬膜外麻醉下行脓肿切开引流术。于患侧肛门外侧缘距离肛门 4 cm 处做弧形切口,避开括约肌,并根据脓腔方向顺延切口,引出脓液约 30 ml,引出脓液后吸取部分脓液做细菌培养加药敏试验。用示指探及脓腔,分离腔内纤维间隙及各个小脓腔,防止留下潜在腔隙不利于愈合。刮除坏死组织后仔细探查是否有连通腔隙,尤其是骶尾部方向,术后放置纱布引流条。

术后处理:术后给予抗生素抗感染对症治疗。饮食给予无渣流食数日,既可减少排泄物污染切口,又可避免用力排便使腹压增大引起出血。恢复期嘱患者禁忌辛辣食物和饮酒,保持大便通畅,坚持每日换药、坐浴,保持肛周清洁。术后随诊 6 个月,患者无复发情况。

## 临床实例诊疗思考

(1)本例患者主诉比较典型,首先应该考虑肛周脓肿的可能,部分患者认识不足,自以为是痔或疖肿而又羞于查体,来门诊直接要求开痔疮栓或抗生素药膏,临床上遇到类似病例一定要警惕,应详细询问病史并向患者解释查体的必要性,若查体怀疑肛周脓肿诊断应建议做肛门彩超进一步明确诊断,若明确已有脓肿形成,应积极手术治疗,避免炎症扩散引起全身性感染或会阴部坏死性筋膜炎等严重并发症。

(2)肛管直肠周围脓肿诊断并不难,通过专科检查,结合全身感染症状及必要的辅助检查可明确诊断。

# 病 例 二

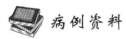病例资料

患者李某,男,25岁,间断肛周肿痛伴脓性分泌物1年。

**1. 根据患者目前所述信息,应首先考虑哪些可能疾病?**

(1)肛瘘、肛管直肠周围脓肿、肛窦炎。

(2)肛周皮肤炎症性疾病,如毛囊炎、湿疹等。

(3)肿瘤,如肛门部肿瘤、畸胎瘤、骶尾部巨大囊肿等。

(4)其他,如应激(包括心理、感染等)、其他系统疾病(淋巴系统、肠道系统等)引起的肛周疼痛伴不适感等。

**2. 需进一步问诊补充哪些病史信息?**

◆ **疼痛的时间、性质,有无诱因**

疼痛呈间断性胀痛,饮酒或进食辛辣刺激食物后为著,无放射。

◆ **脓性分泌物的量、性质,与疼痛关系**

少量淡黄色脓液,伴有异味,流出脓液后疼痛缓解。

◆ **是否伴有其他症状**

伴肛门部潮湿、瘙痒。无发热、头晕、头痛、恶心、呕吐、腹泻、排便困难等伴随症状。

◆ **精神、睡眠、饮食、体重、排气排便情况**

精神、睡眠、饮食欠佳,近期体重无明显变化,肛门排气排便正常,无便血,大便习惯无改变,小便正常。

◆ **既往史**

既往体健,无高血压、冠心病、糖尿病等慢性疾病。

◆ **个人史**

未婚,无冶游史,无疫情、疫水接触史。无手术、外伤、输血史。无吸

烟、饮酒史。

### ◆ 家族史

父母健在,家族无遗传病病史。

---

**※分析**

(1)患者肛周疼痛症状间断发作,伴肛周潮湿、瘙痒及脓性分泌物,病程长,可耐受,无头晕、头痛、恶心、呕吐、腹泻或排便困难等症状,故考虑肛周慢性疾病如肛瘘、肛周皮肤炎症性疾病可能性大。

(2)患者病程长,症状反复发作,需进一步完善相关检查,明确诊断,排除肛门、直肠肿瘤等疾病可能。

---

**3. 综合上述信息,患者主诉是什么?**

间断肛周肿痛伴脓性分泌物1年。

**4. 患者目前需进行哪些初步检查,检查目的是什么?**

### ◆ 体格检查

(1)目的:寻找阳性体征,进一步支持并明确诊断。

(2)结果:具体如下。

一般查体:体温 36.5 ℃,呼吸 18 次/分,脉搏 78 次/分,血压 130/85 mmHg。发育正常,营养正常,自主体位,步入病房,神志清楚,查体合作。全身皮肤无黄染,全身未触及肿大淋巴结。双肺呼吸音清晰,未闻及干、湿啰音。心率 78 次/分,律齐,各瓣膜区未闻及杂音。双下肢无水肿,脊柱、四肢未见异常。病理反射阴性。

专科查体:膝胸位 7 点处距离肛缘 5 cm 见肛瘘外口 3 个,均呈红色乳头状隆起,范围 0.5 cm×0.5 cm,挤压时无波动感,伴脓液或脓血性分泌物从瘘口排出。肛门指诊:患者膝胸位 7 点处肛旁皮下可触及一条索状物延伸至肛门内,无波动感。肛门无狭窄。肛管及直肠内壁无压痛,黏膜光滑,未触及包块,退出指套无血染。

※分析

　　患者查体阳性体征提示肛瘘,且瘘口较多,需要进一步完善检查,明确肛瘘内口位置及窦道走行情况。

◆ **实验室检查**

(1)目的:明确机体一般状况,辅助进行诊断及评估。

(2)结果:具体如下。

血常规:白细胞 $7.50 \times 10^9/L$,中性粒细胞百分比 $62.4\%$,中性粒细胞 $11.86 \times 10^9/L$。

凝血功能:未见异常。

肝功能、肾功能、血糖:未见异常。

肝炎系列、人类免疫缺陷病毒抗体和抗原、梅毒螺旋体抗体:均阴性。

※分析

　　患者一般情况可,无明显急性感染征象,需进一步完善其他相关检查。

◆ **辅助检查**

(1)目的:进一步明确诊断,了解肛瘘具体情况。

(2)结果:具体如下。

肛镜:直肠黏膜光滑,呈粉红色,无充血,在距离肛缘约 5 cm 处发现肛瘘内口,挤压后伴有溢脓。

液体注入检查:在肛管直肠内塞入白色湿纱布,自外口注入亚甲蓝溶液,观察纱布染色部位约距离肛门 5 cm。

肛门彩超:膝胸位肛门 7 点处可见数条条索状物,向肛内延伸,考虑窦道,挤压后各瘘口可见脓液溢出。

肛门 MRI:肛管左旁前后缘见多条条状异常信号影,呈 $T_1$、$T_2$ 低信号影,脂肪抑制像上呈高信号影,其中肛管左旁病灶长约5.3 cm,其三个肛瘘外口位于肛门左旁局部皮肤。肛门及直肠壁无明显增厚,膀胱充盈满意,腔内未见异常密度影。盆腔内未见异常信号影,盆腔内未见明显肿大淋巴结影。

---

**※分析**

结合肛镜、液体注入检查、肛门 MRI 及肛门彩超结果证实该患者复杂性肛瘘诊断明确。

---

**5. 结合上述病史及初步检查结果,该患者初步诊断及诊断依据是什么?**

◆ **初步诊断**

复杂性肛瘘。

◆ **诊断依据**

(1)患者为青年男性,间断肛周肿痛伴脓性分泌物 1 年。

(2)查体:体温 36.5 ℃,呼吸 18 次/分,脉搏 78 次/分,血压 130/85 mmHg。发育正常,营养正常,自主体位,步入病房,神志清楚,查体合作。肛门视诊:患者膝胸位 7 点处距离肛缘 5 cm 见肛瘘外口 3 个,均呈红色乳头状隆起,范围 0.5 cm×0.5 cm,挤压时无波动感,伴脓液或脓血性分泌物从瘘口排出。肛门指诊:患者膝胸位 7 点处肛旁皮下可触及一条索状物延伸至肛门内,无波动感。肛门无狭窄。肛管及直肠内壁无压痛,黏膜光滑,未触及包块,退出指套无血染。

(3)相关检查:具体如下。

肛镜:直肠黏膜光滑,呈粉红色,无充血,在距离肛缘约 5 cm 处发现肛瘘内口,挤压后伴有溢脓。

液体注入检查:在肛管直肠内塞入白色湿纱布,自外口注入亚甲蓝溶液,观察纱布染色部位约距离肛门 5 cm。

肛门彩超:膝胸位肛门 7 点处可见数条条索状物,向肛内延伸,考虑窦道,挤压后各瘘口可见脓液溢出。

肛门 MRI:肛管左旁前后缘见多条条状异常信号影,呈 $T_1$、$T_2$ 低信号影,脂肪抑制像上呈高信号影,其中肛管左旁病灶长约5.3 cm,其三个肛瘘外口位于肛门左旁局部皮肤。肛门及直肠壁无明显增厚,膀胱充盈满意,腔内未见异常密度影。盆腔内未见异常信号影,盆腔内未见明显肿大淋巴结影。

### 6. 该患者诊断应与哪些疾病相鉴别?

#### ◆ 肛裂

肛裂是齿状线以下肛管皮肤全层裂伤后形成的小溃疡,肛裂、前哨痔、肛乳头肥大是典型"肛裂三联征"。肛裂病灶无瘘管、外口、内口结构,常伴有与排便有关的肛门剧痛和出血症状。

#### ◆ 肛周皮下脓肿

肛周皮下脓肿多由肛腺感染经外括约肌皮下部向外扩散而成。多位于肛门后方或侧方皮下部,一般不大。主要症状为肛周持续性跳痛,全身感染症状不明显,病变处明显红肿,伴有硬结和压痛,脓肿形成后可有波动感,穿刺时可抽出脓液,为肛瘘前期。

#### ◆ 坐骨肛管间隙脓肿

坐骨肛管间隙脓肿多由肛腺感染经外括约肌向外扩散到坐骨直肠间隙形成,也可由肛管直肠周围脓肿扩散而成。由于坐骨直肠间隙较大,形成的脓肿亦较深。发病时患侧出现持续性胀痛,逐渐加重,继而为持续性跳痛,坐立不安,走路或排便时加重。全身症状明显,如头晕、乏力、发热、食欲不振、恶心、寒战等。

#### ◆ 盆腔直肠间隙脓肿

盆腔直肠间隙脓肿多由肛腺脓肿或坐骨直肠间隙脓肿向上穿破肛提肌进入骨盆直肠间隙引起,也可由直肠炎、直肠溃疡、直肠外伤引起。会阴部检查多无异常,直肠指诊可在直肠壁上触及肿块隆起,有压痛和波动感。穿刺抽脓可明确诊断,必要时做肛管超声或 CT 检查。

### 7. 肛瘘的治疗原则及措施有哪些?

◆ **治疗原则**

肛瘘不能自愈,反复发作是其特点,首选手术治疗。

◆ **治疗措施**

(1)手术治疗:原则为切开或去除病灶、通畅引流,尽可能避免肛门括约肌损伤,保护肛门功能。

以肛瘘切除术或肛瘘挂线术为主要治疗手段,即将原有瘘管完全切除干净或将瘘管切开,形成敞开的创面,促使脓液通畅引流,以利于愈合。具体手术方式应根据内口位置的高低以及瘘管与肛门括约肌的关系来选择。手术关键是尽量避免肛门括约肌的损伤,防止肛门失禁。

(2)药物治疗:肛瘘间歇期无明显症状,可不用药,发作期不能及时手术治疗者,可用药物治疗暂时缓解症状,包括中药坐浴、熏洗,外用抗菌软膏,合并全身炎症者应用抗生素对症治疗等。

(3)其他治疗:如堵塞法,用1‰甲硝唑、生理盐水冲洗瘘管后,将生物蛋白胶从外口注入。该方法治愈率较低,约25%。该方法无创无痛苦,单纯性肛瘘可采用。也有文献提倡将动物源性生物条带填充在瘘管内,疗效尚待观察。

### 8. 该患者的治疗原则、经过及预后如何?

本患者复杂性肛瘘诊断明确,有手术指征,应积极手术治疗。

该患者经完善术前检查及评估,择期在硬膜外麻醉下行肛瘘切除术。麻醉后,取截石位,术区皮肤消毒铺巾,消毒肛门,手指括肛,见7点距齿状线5 cm处有3个0.5 cm×0.5 cm大小的肛瘘外口,由外瘘口置入探子,经窦道找出内瘘口,切除外瘘口瘢痕,切开内、外瘘口之间皮肤,以剪刀锐性分离并剪除瘘管及其周围瘢痕组织。同法分别由另外两个外瘘口置入探子,均未找到内瘘口,窦道与第一个窦道相通,切开窦道,去除坏死组织,形成敞开的创面。云南白药粉覆盖创面,敷料加压包扎,术毕。手术过程顺利,麻醉满意。

术后换药:换药时手指探扩创口底部,使之愈合由创口深侧向外逐渐愈合。嘱其温盐水坐浴,每日 2 次。

其他:该患者由于是复杂性肛瘘,创面较大,术后疼痛严重,给予止痛治疗。患者术后出现排尿困难,给予留置导尿。术后第二天拔出导尿管,患者自行排尿顺畅。

## 临床实例诊疗思考

(1)该患者复杂性肛瘘诊断明确,需手术治疗。根据肛门视诊、指诊,确定肛瘘外口及内口,探查到条索样窦道、直瘘管,位置较低,因此采用肛瘘切除术,连同肛瘘内、外口及坏死组织一并切除,而不会出现术后肛门失禁。如术前肛瘘及内、外口已确定,只需钳提外口沿窦道分离切除即可;若术中窦道走行尚未确定,术中可用亚甲蓝溶液注入肛瘘外口,确定内口后可用软探针插入瘘管内,了解瘘管的走行情况和括约肌关系后,切开探针外的皮肤或部分括约肌,直达探针内、外口,切除已被亚甲蓝染色的瘘管及坏死组织,修建皮缘,使切口呈内小外大的“V”形创面,以便换药和创面由内向外生长。

(2)本例患者主诉比较典型,病程长,应该考虑复杂性肛瘘的可能,临床上遇到类似病例一定需要警惕,并且建议做 MRI 检查,确诊后尽早手术。

(3)肛瘘术后疼痛虽然不如脓肿重,但对疼痛敏感者须术后给予止痛治疗。术后由于麻醉及手术关系可能导致尿潴留,应注意观察,如发现尿潴留情况及时给予留置导尿。

# 二、临床诊疗思维扩展

## 1. 肛周脓肿的病因有哪些?

引起肛周脓肿的病因较多,主要原因有以下几个方面。

(1)感染性因素:肛管直肠周围脓肿绝大部分由肛腺感染引起。肛腺开口于肛窦,位于内、外括约肌之间;因肛窦开口向上,形似口袋,腹泻、便秘时易堵塞感染,发生肛窦炎,感染沿肛腺、周围肌肉或淋巴蔓延扩散从而形成脓肿。

(2)医源性因素:如内痔注射疗法操作不当或药剂不洁感染形成黏膜下脓肿;直肠周围注射化学药物刺激组织引起坏死;乙状结肠镜检查造成腹膜穿孔感染。

(3)手术或外伤因素:如肛门直肠手术、尿道手术、会阴部手术术后感染,直肠内异物损伤后感染等。

(4)其他:也可继发于放线菌病、克罗恩病、结核、艾滋病或恶性肿瘤等。

**2. 肛周脓肿的病程及分类如何?**

肛管直肠周围感染可分为 3 个阶段。

(1)肛腺感染阶段;

(2)肛管直肠周围脓肿阶段;

(3)肛瘘形成阶段。

根据脓肿发生的位置不同,主要分为以下几种类型。

(1)肛周皮下脓肿:是最常见的类型,约占肛周脓肿的 50%,分布在肛缘皮下,以后侧和两侧居多,多是感染向下、向外扩散而成,脓肿一般较表浅。

(2)会阴筋膜下脓肿:位于肛门前侧,男性多见,可一直延伸到阴囊根部。

(3)肛管后间隙脓肿:位于肛门后侧,分深、浅两层,浅层和肛周皮下间隙相通。深层通向两侧坐骨直肠窝。主要通过齿状线处后侧肛窦和肛门后侧裂口感染。

(4)坐骨直肠窝脓肿:为肛周最大的脓肿,左右各一个,并通过肛管后深间隙相通。多是感染经外括约肌向外扩散至坐骨直肠窝形成,脓肿深而大,约占肛周脓肿的 25%。绝大部分复杂性肛瘘都是来源于这一部位的脓肿。

（5）括约肌间间隙脓肿：是指内、外括约肌之间的脓肿，是肛周感染的原发部位之一，然后再向其他各间隙扩散蔓延。

（6）直肠黏膜下脓肿：位于直肠下端黏膜下，属于高位脓肿，细菌入侵途径是肛窦，病灶多局限，很少向周围蔓延，内口和病灶在同一位置。

（7）直肠后间隙脓肿：位于直肠后侧，是所有脓肿中位置最高的。

（8）骨盆直肠窝脓肿：位于直肠下端的两侧，盆底之上，腹膜之下，左右各一，下方对应的是坐骨直肠间隙，属于高位脓肿。

**3. 不同部位肛周脓肿的主要症状是什么？**

（1）肛周皮下脓肿：局限性红肿，疼痛明显，但很少发热。

（2）会阴筋膜下脓肿：临床表现同皮下脓肿，发病后如果没有得到及时治疗，往往会向阴囊蔓延。

（3）肛管后间隙脓肿：疼痛明显，发热或不发热，局部红肿明显。内口多在后正中齿状线位置。发病后易向两侧蔓延。

（4）坐骨直肠窝脓肿：红、肿、热、痛均明显。患者坐卧不安，饮食不下，非常痛苦。一侧脓肿会向对侧蔓延，形成马蹄形或半马蹄形脓肿。

（5）括约肌间间隙脓肿：疼痛明显，早期红肿不明显，肛门可松弛，广泛压痛。其内口没有确定部位，但以后正中齿状线处为多，蔓延方向不定。

（6）直肠黏膜下脓肿：很少发热，以坠胀感和便意感为主要表现，指诊可触及直肠下端柔软隆起。

（7）直肠后间隙脓肿：疼痛显著或不显著，伴坠胀感、便意感，可有发热，直肠后侧触及较硬隆起。

（8）骨盆直肠窝脓肿：表现同直肠后间隙脓肿，可在直肠下端两侧触及较硬隆起，内口多位于后正中齿状线。

**4. 肛周脓肿相关检查及各自的主要特点是什么？**

（1）肛门指诊。

看：看红肿范围，看齿状线处有无黏液流出，借此来判断内口位置。

摸：触摸脓肿是否形成及脓腔或窦道走行。

（2）血常规：通过血常规结果反映的炎症情况，判断脓肿的严重程度。

（3）B超：是诊断肛瘘和肛周脓肿最常用的检查，可帮助明确脓腔和瘘管的走向、与括约肌的关系及内口的位置。

（4）CT及MRI：主要用于检查看不见摸不着的高位脓肿，可判断脓肿与括约肌关系，以及有无多发脓肿。

（5）诊断性穿刺：抽出脓液，明确诊断。

**5. 肛周脓肿的手术治疗方式有哪些？**

脓肿切开引流是治疗肛管直肠周围脓肿的主要方法，一旦诊断明确，即应切开引流。

手术方式因脓肿的部位不同而异。

（1）肛门周围脓肿切开引流术：在局麻下进行，在波动最明显处做与肛门呈放射状的切口，无须填塞以保证引流通畅。

（2）坐骨肛管间隙脓肿切开引流术：在腰麻或骶管麻醉下进行，在压痛明显处用粗针头先做穿刺，抽出脓液后，在该处做一平行于肛缘的弧形切口，切口要够长，可用手指探查脓腔。切口应距离肛缘 3～5 cm，以免损伤括约肌。应置管或放置油纱布条引流。

（3）骨盆直肠间隙脓肿切开引流术：在腰麻或全麻下进行，切开部位因脓肿来源不同而不同。

1）脓肿向肠腔突出：手指在直肠内可触及波动，应在肛镜下行相应部位直肠壁切开引流，切缘用肠线缝扎止血；若经坐骨直肠间隙引流，日后易出现肛门括约肌外瘘。

2）源于经括约肌肛瘘感染者：引流方式与坐骨肛管间隙脓肿相同，只是手术切口稍偏肛门后外侧，示指在直肠内做引导，穿刺抽出脓液后，切开皮肤、皮下组织，改用止血钳分离，当止血钳触及肛提肌时，则遇到阻力，在示指引导下，稍用力即可穿破肛提肌达脓腔。若经直肠壁切开引流，易导致难以治疗的肛管括约肌上瘘。

3)其他部位的脓肿:若脓肿位置较低,在肛周皮肤上直接切开引流;若位置较高,则应在肛镜下切开直肠壁引流。

**6. 肛周脓肿的术后护理要点有哪些?**

(1)术后定期换药,引流条于术后 2～3 日开始逐步取出;如脓腔深而大,引流脓液又多时,放置时间可稍长。通常可于术后 1 周左右完全取出。

(2)拔除引流管后,用 1∶5000 高锰酸钾温水、中药洗剂或盐水坐浴,每日 1～3 次(包括大便后的 1 次)。

(3)注意观察,避免桥形愈合,保证伤口内肉芽从底部向外逐渐填满,以免形成瘘管。

(4)卧床休息,并应用抗生素,至全身症状消退为止。

(5)宜进低渣饮食,并服用液体石蜡或其他缓泻药,保持大便通畅。

**7. 肛周脓肿的预防措施有哪些?**

(1)积极防治其他肛肠疾病,如肛窦炎、肛乳头肥大、肛裂、炎性痔、直肠炎等,可以避免或减少肛周感染、脓肿和肛瘘的发生。

(2)防治便秘和腹泻对预防肛管直肠周围感染有重要意义,它能避免和减少肛管直肠区的黏膜和上皮组织的损伤或炎症,可降低脓肿与肛瘘的发生率。

(3)及时治疗可引起肛管直肠周围脓肿的全身性疾病,如溃疡性结肠炎、肠结核等。

(4)保持肛门部清洁卫生,勤换内裤,坚持每日便后清洗肛门,对预防感染有积极作用。

(5)平时积极锻炼身体,增强体质,能改善肛门部血液循环,使局部的抗病能力提高,预防感染的发生。

(6)一旦发生肛管直肠周围感染,应及早到正规的医院诊治,并采用有效的抗感染措施,防止炎症蔓延、扩散。

# 第十章　混合痔

## 一、临床诊疗思维实例

### 病例一

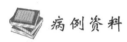 **病例资料**

患者王某,女,55 岁,自述间断大便后肛门有肿物脱出伴出血 10 年,近两天症状加重。

**1. 根据患者目前所述信息,应首先考虑哪些可能疾病?**

(1)肛管直肠疾病:直肠癌、直肠息肉、肛乳头肥大、直肠脱垂、痔、肛裂等。

(2)其他:炎性肠病、消化道出血。

**2. 需进一步问诊补充哪些病史信息?**

◆ **出血的性质、程度**

出血颜色为鲜红色,每次量 3～5 ml。近两天大便时出血增多。

◆ **脱出肿物的特点**

便后肿物可由肛门脱出,不可自行还纳,用手辅助可还纳,脱出肿物有疼痛,可耐受。

◆ **饮食、排气排便情况,是否有排便困难或大便习惯改变**

饮食基本正常,长期便秘,2～3 日大便一次,大便较干,无大便习惯改变。

#### ◆ 是否伴有其他症状

无发热、盗汗,无腹痛、腹泻,无恶心、呕吐,无里急后重、黏液脓血便等伴随症状。

#### ◆ 既往史

便秘史近 10 年。

#### ◆ 个人史

已婚,无冶游史,无疫情、疫水接触史。无手术、外伤、输血史。不吸烟,不饮酒。已绝经,育有 1 子 1 女,均体健。

#### ◆ 家族史

父母已故,父亲死因不详,母亲死于脑出血,家族无遗传病病史。

---

※分析

(1)患者大便后肛门肿物脱出伴出血,无发热、盗汗,无腹痛、腹泻,无恶心、呕吐,无里急后重、黏液脓血便等伴随症状,既往有长期便秘史,故考虑肛管直肠疾病可能性大,而肠结核、消化性溃疡、急性细菌性痢疾、阿米巴痢疾、血吸虫病、溃疡性结肠炎等可能性不大。

(2)患者病史长达 10 年,恶性肿瘤可能性较小。

(3)患者为中年女性,出现肛门肿物脱出伴出血症状,需进一步完善相关检查明确诊断。

---

**3. 综合上述信息,患者主诉是什么?**

间断便后肛门肿物脱出伴出血 10 年,加重 2 天。

**4. 患者目前需进行哪些初步检查,检查目的是什么?**

#### ◆ 体格检查

(1)目的:寻找阳性体征,进一步支持并明确诊断。

（2）结果：具体如下。

一般查体：体温 36.6 ℃，呼吸 18 次/分，脉搏 76 次/分，血压 130/80 mmHg。神志清，发育正常，营养良好，全身皮肤无黄染，全身未触及肿大淋巴结。双肺呼吸音清晰，未闻及干、湿啰音。心率 76 次/分，律齐，各瓣膜区未闻及杂音。双下肢无水肿，脊柱、四肢未见异常。病理反射阴性。

专科查体：腹平软，无瘢痕，未见腹壁静脉曲张。全腹无压痛、反跳痛及肌紧张，未触及包块。腹部移动性浊音阴性，肠鸣音 4～5 次/分。肛门视诊：膝胸位 6 点处可见大小约 3.0 cm×3.0 cm 内痔核脱出肛门外，并于 5 点、9 点处可见 2.0 cm×2.0 cm 外痔核。肛门指诊：直肠下段未扣及肿物，直肠壁无触痛，退出指套无血染。

---

※分析

　　肛门视诊：膝胸位 6 点处可见大小约 3.0 cm×3.0 cm 内痔核脱出肛门外，并于 5 点、9 点处可见 2.0 cm×2.0 cm 外痔核。肛门指诊：直肠下段未扣及肿物，直肠壁无触痛，退出指套无血染。考虑混合痔可能性大，需要进一步完善检查明确诊断及排除其他疾患。

---

◆ 实验室检查

（1）目的：明确机体一般状况，辅助进行诊断及评估。

（2）结果：具体如下。

血常规：未见异常。

粪便常规：隐血试验（＋＋＋）。

尿常规：未见异常。

凝血功能：未见异常。

肝、肾功能：未见异常。

血脂：未见异常。

血糖：5.94 mmol/L。

肿瘤标志物：AFP、CEA、CA19 – 9 均正常。

肝炎系列、人类免疫缺陷病毒抗体和抗原、梅毒螺旋体抗体：均阴性。

※**分析**

　　患者实验室检查未发现特殊异常，提示机体一般状况好，需进一步完善其他相关检查。

◆ **辅助检查**

(1)目的：进一步明确诊断。

(2)结果：具体如下。

腹部彩超：肝、胆、胰、脾、双肾未见异常。

胸部 DR：胸部正位片所示未见异常。

心电图：窦性心律，正常心电图。

电子肛肠镜：膝胸位 3 点、6 点、9 点处分别可见 3.0 cm×3.0 cm 内痔核，5 点、9 点处可见 2.0 cm×2.0 cm 外痔核。诊断：环状混合痔伴脱出。

肠镜：未见占位性病变，肠壁光滑，无特殊异常发现。

※**分析**

　　结合查体及检查结果，该患者混合痔诊断明确。

**5.** 结合上述病史及初步检查结果，该患者初步诊断及诊断依据是什么？

◆ **初步诊断**

混合痔。

◆ **诊断依据**

(1)患者为中年女性，间断大便后有肿物脱出、出血 10 年，加重 2 天。

（2）查体：肛门视诊，膝胸位 3 点、6 点、9 点处可见大小约 3.0 cm×3.0 cm 内痔核脱出肛门外，并于 5 点、9 点处可见 2.0 cm×2.0 cm 外痔核。肛门指诊：直肠下段未扪及肿物，直肠壁无触痛，退出指套无血染。

（3）相关检查：具体如下。

电子肛肠镜：环状混合痔伴脱出。

肠镜：未见占位性病变，肠壁光滑，无特殊异常发现。

### 6. 该患者诊断应与哪些疾病相鉴别？

#### ◆ 直肠癌

本病可以出现便血、排便困难、大便性状或次数改变、腹胀、腹痛、消瘦、贫血等，与痔的表现相似，结肠镜检查及活检是有效的鉴别方法。

#### ◆ 直肠息肉

低位带蒂息肉脱出肛门外易误诊为痔脱出，但息肉为圆形、实质性、有蒂、可活动，可经肠镜鉴别。

#### ◆ 肥大肛乳头

来源于齿状线区域有蒂的固定肿块多为肥大肛乳头，多因局部出现感染及水肿引发。

#### ◆ 直肠脱垂

直肠脱垂主要症状是肛门肿物脱出，有些患者还可因嵌顿出现疼痛、出血表现。内痔的脱出与不完全性直肠脱垂有时难以鉴别，直肠脱垂黏膜皱襞多呈同心圆排列，多伴括约肌松弛；而内痔多为分隔脱出，常见放射状沟。

### 7. 混合痔的治疗原则及措施有哪些？

#### ◆ 治疗原则

症状较轻者可保守治疗缓解症状，症状较重、痔核反复脱出严重影响工作、生活者，须手术治疗。

◆ **治疗措施**

（1）一般治疗：改善饮食习惯，调整生活方式。

（2）药物治疗：可服用清热、润肠通便的药物，疼痛较明显者可适当服用消炎止痛药，伴感染者可加用抗生素，也可外敷或熏洗给药。

（3）手术治疗：具体如下。

1）外剥内扎术：是治疗混合痔的传统方法，将痔核剥离后于根部结扎切除。

2）痔上黏膜环切吻合术：适用于脱垂明显等重度环状混合痔。其方法是用痔吻合器环形切除齿状线上2 cm以上的直肠黏膜2～4 cm，不仅能彻底切除痔核，还能使下移的肛垫上移固定。

**8. 该患者的治疗原则、经过及预后如何？**

本患者混合痔诊断明确，有手术指征，其治疗原则为手术治疗。

该患者经完善术前检查及评估，择期在骶管麻醉下行PPH（吻合器痔上黏膜环切钉合术）＋血栓性外痔剥脱术。术中探查见：齿状线外5点、9点处可见2.0 cm×2.0 cm外痔核，肛门3点、6点、9点处可见齿状线内黏膜隆起的静脉丛。术后给予禁食水、抗炎、补液、营养支持治疗，逐步恢复饮食。术后2天进软食，可自由活动，无并发症，遂出院回家休养。

## 临床实例诊疗思考

（1）痔包括内痔、外痔、混合痔。内痔是由直肠末端黏膜下静脉曲张或肛垫移位形成的病变。外痔是由肛周皮下血管扩张、炎性肿胀而形成的病变。混合痔则是内痔与外痔的融合。

（2）痔的形成主要与排便困难、腹泻、低膳食纤维饮食、怀孕、内括约肌功能紊乱、遗传、年龄等因素息息相关。该患者为中年女性，长期便秘是本病的诱发因素。我们可以通过改变自身的生活、饮食及排便习惯等来预防或减少痔的发生。

# 病 例 二

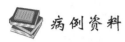 **病例资料**

患者单某某,男,25 岁,自述大便时肛门疼痛伴便血 8 天。

**1. 根据患者目前所述信息,应首先考虑哪些可能疾病?**

(1)痔、瘘、肛裂等肛肠疾病。

(2)结直肠息肉、肿瘤。

(3)炎性肠病。

(4)其他,如急性细菌性痢疾、阿米巴痢疾、血吸虫病等。

**2. 需进一步问诊补充哪些病史信息?**

◆ **大便的性状及次数**

每日排便 2～3 次,每次量正常,便成形,便后肛门排出鲜血,呈喷射状,量较多,无黏液脓血。

◆ **以往有无经常出现便秘、腹泻或二者交替的情况**

无。

◆ **疼痛的特点**

未大便时疼痛不明显,便时疼痛加重,便后疼痛立即缓解。

◆ **有无相关诱因**

发病前常吃辛辣食物,无饮酒嗜好,睡眠休息尚可。

◆ **是否伴有其他症状**

无腹痛、腹胀、腹泻,无恶心、呕吐,无发热,无肿物脱出肛门等其他伴随症状。

◆ **既往史**

自诉有痔病史 3 年,无高血压、冠心病、糖尿病等慢性疾病。

#### ◆ 个人史

已婚,无冶游史,无疫情、疫水接触史。无手术、外伤、输血史。吸烟近 3 年,10 支/日,偶饮酒。

#### ◆ 家族史

父母均健在,家族无遗传病病史。

---

※分析

(1)患者为青年男性,大便时肛门疼痛伴便血,结合既往有痔病史,发病前有进食辛辣食物诱因,首先需要考虑是否为痔急性发作、肛裂可能。

(2)患者无疫水接触史,无脓血黏液便,无腹痛、腹胀、腹泻,无恶心、呕吐,无发热,无肿物脱出肛门等,不优先考虑急性细菌性痢疾、阿米巴痢疾、血吸虫病、炎性肠病的诊断。

(3)患者存在肛管直肠肿瘤疾病等可能,需要进一步完善相关检查加以明确。

---

**3. 综合上述信息,患者主诉是什么?**

大便时肛门疼痛伴便血 8 天。

**4. 患者目前需进行哪些初步检查,检查目的是什么?**

#### ◆ 体格检查

(1)目的:寻找阳性体征,明确诊断。

(2)结果:具体如下。

一般查体:体温 36.2 ℃,呼吸 18 次/分,脉搏 72 次/分,血压 135/80 mmHg。神志清,发育正常,营养良好,全身皮肤无黄染。双肺呼吸音清晰,未闻及干、湿啰音。心率 72 次/分,律齐,各瓣膜区未闻及杂音。双下肢无水肿,脊柱、四肢未见异常。病理反射阴性。

专科查体:腹平软,未见腹壁静脉曲张。全腹无压痛、反跳痛及肌紧张,未触及包块。Murphy 征阴性,腹部移动性浊音阴性,肠鸣音 4～5 次/分。肛门视诊:肛门处可见紫红色圈状隆起。触诊疼痛。指诊:未扪及肿物,退出指套染血。

---

**※分析**

患者查体一般情况可,肛门视诊及指诊阳性体征提示痔,需要进一步完善相关检查,排除其他肛管直肠疾病可能,明确诊断。

---

### ◆ 实验室检查

(1)目的:明确诊断,总体评估。

(2)结果:具体如下。

血常规:血红蛋白 112 g/L,余未见异常。

粪便常规:黄色稀便,隐血试验(＋＋＋)。

尿常规:未见异常。

凝血功能:未见异常。

肝功能、肾功能、血糖、血脂:未见异常。

肝炎系列、人类免疫缺陷病毒抗体和抗原、梅毒螺旋体抗体:均阴性。

肿瘤标志物:无明显异常。

---

**※分析**

(1)患者血常规提示轻度贫血,考虑与近期便后出血导致失血性贫血有关。

(2)患者粪便常规隐血试验强阳性,多考虑肛门出血混入粪便,但也不能排除肠道其他部位疾病(如肿瘤)导致出血可能,须进一步行辅助检查明确诊断。

---

### ◆ 辅助检查

(1)目的:进一步明确诊断。

(2)结果:具体如下。

腹部彩超:①右肾结石;②肝、胆、胰、脾、左肾未见异常。

胸部 DR:胸部正位片所示未见异常。

心电图:窦性心律,正常心电图。

电子肛肠镜:肛门口环形隆起,考虑血栓性外痔,距齿状线 4 cm 见环形迂曲静脉,考虑环形内痔。

肠镜:未见占位性病变,肠壁光滑,无特殊异常发现。

全腹 CT 平扫:右肾结石,余未见异常发现。

### ※分析

根据辅助检查结果,该患者混合痔诊断明确。

**5. 结合上述病史及初步检查结果,该患者初步诊断及诊断依据是什么?**

◆ **初步诊断**

①混合痔;②右肾结石;③轻度贫血。

◆ **诊断依据**

(1)患者为青年男性,大便时肛门疼痛伴便血 8 天,既往有痔病史 3 年。

(2)查体:肛门视诊,肛门处可见紫红色圈状隆起;触诊疼痛;指诊,未扪及肿物,退出指套染血。

(3)相关检查:具体如下。

血常规:血红蛋白 112 g/L,余未见异常。

电子肛肠镜:肛门口环形隆起,考虑血栓性外痔,距齿状线 4 cm 见环形迂曲静脉,考虑环形内痔。

腹部彩超及 CT:右肾结石。

**6. 该患者诊断应与哪些疾病相鉴别?**

◆ **炎性肠病**

本病可以出现腹泻、黏液便、脓血便、大便次数增多、腹胀、腹痛、消瘦、贫血等表现,伴有感染者尚可有发热等中毒症状。结肠镜检查及活检是有效的鉴别方法。

### ◆ 肠息肉

无并发症的小息肉常无明显症状,较大息肉可出现反复发作的腹部隐痛、黑便或血便等症状,大肠息肉较早出现大便黏液增多、黏液血便及排便习惯改变等。目前内镜检查及活检是诊断和鉴别肠息肉的最佳手段。

### ◆ 结直肠肿瘤

结直肠肿瘤早期无明显临床表现,易被忽视。随着肿瘤增大,逐渐出现以下表现:大便习惯改变,多为排便次数或大便形状的改变;便血,颜色较深,混有脓血,伴有恶臭;腹痛,晚期结直肠恶性肿瘤可出现腹痛的症状;右半结肠癌容易出现不明原因的贫血或发热。内镜检查及活检是诊断和鉴别结直肠肿瘤的最佳手段。

### ◆ 肛裂

肛裂患者的典型临床表现有疼痛、便秘和便血。值得注意的是,肛裂患者在急性期慎做直肠指诊,患者可因疼痛而致直肠指诊无法进行。有疑问时可酌情使用肛门镜检查,对反复发作或长期不愈合的肛裂患者可行肠镜检查,以排除直肠癌或炎性肠病等疾病。

### 7. 痔的治疗原则及措施有哪些?

### ◆ 治疗原则

遵循三个原则:①无症状的痔无须治疗;②有症状的痔重在减轻或消除症状,而非根治;③以非手术治疗为主。

### ◆ 治疗措施

(1)一般治疗:在痔的初期和无症状的痔,只需改变饮食习惯,增加纤维性食物摄入,改变不良的排便习惯,保持大便通畅,防治便秘和腹泻,适当给予热水坐浴以改善局部血液循环。血栓性外痔可给予热敷,待局部肿痛缓解后,可不需手术。嵌顿痔早期若可还纳,应及时还纳,并注意预防再次脱出,同时给予坐浴、止血、止痛等对症处理。

(2)注射治疗:治疗一度或二度出血性内痔的效果较好。硬化剂栓塞曲张的静脉丛,使痔块萎缩。注意避免将硬化剂注入肌层引起损伤。

(3)胶圈套扎治疗:可用于治疗一度、二度或三度内痔。将特制的胶圈套扎到内痔的根部,利用胶圈的弹性阻断痔的血运,使痔慢性缺血、坏死、脱落而愈合。

(4)手术治疗:具体如下。

1)血栓外痔剥离术:用于治疗血栓性外痔,在局麻下将痔表面的皮肤梭形切开,摘除血栓,伤口内填入油纱布,不缝合创面。

2)痔单纯切除术:主要用于Ⅱ～Ⅳ度内痔和混合痔的治疗。在骶管麻醉或局麻下切除内痔和外痔。

3)PPH(吻合器痔上黏膜环切钉合术):主要适用于Ⅲ度、Ⅳ度内痔、非手术疗法治疗失败的内痔和环状痔,直肠黏膜脱垂也可采用。与传统手术比较,其具有疼痛轻微、手术时间短 、患者恢复快等优点。

4)TST(选择性痔上黏膜切除术):对内痔、外痔、混合痔、环状痔、严重痔脱垂、脱肛等均有较理想的治疗效果。其具有疼痛轻微、手术时间短、患者恢复快、低肛门狭窄风险等优点。

## 8. 该患者的治疗原则、经过及预后如何?

本患者混合痔诊断明确,症状重,建议手术治疗。

该患者经完善术前检查及评估,择期在骶管麻醉下行 TST＋血栓剥离术。术中探查见:肛门处紫红色圈状隆起,触诊疼痛,肛门括约肌功能良好,3 点、6 点、8 点、12 点处距肛内齿状线 4 cm 可触及黏膜呈环状隆起。术后给予禁食水、抗炎、补液、营养支持治疗,逐步恢复饮食。术后 2 天进流食,无并发症,遂出院回家休养。

## 临床实例诊疗思考

(1)本例患者主诉较为典型,结合发病诱因及既往有痔病史,首先应该考虑痔急性发作的可能性,临床上遇到类似病例一定需要警惕,并且建议结合直肠指诊、肛门镜检查、结肠镜检查,明确诊断的同时也进一步排除肿瘤、息肉等疾病可能。

(2)手术方式目前有血栓外痔剥离术、痔单纯切除术、PPH(吻合器痔上黏膜环切钉合术)、TST(选择性痔上黏膜切除术)等。我们选择TST是因为它是选择性切除,减少了对正常解剖及功能的损害,同时具有疼痛轻微、手术时间短、患者恢复快、低肛门狭窄风险等优点。

# 二、临床诊疗思维扩展

## 1. 痔的病因有哪些?

目前对痔的发病原因尚未完全明了,一般认为与以下因素相关。

(1)解剖学因素:在解剖学上,有 6 个方面的因素可能导致痔发生和发展,包括重力因素、洞状静脉因素、静脉瓣缺乏因素、血管挤压因素、组织疏松因素、静脉泵因素。

(2)排便因素:不良的排便习惯,如蹲厕时间过长或排便时用力努挣,使肛管与直肠的正常解剖与生理关系发生改变,引起或加重痔。

(3)感染因素:肠道异物损伤、干硬的大便擦伤等均可引起直肠肛门炎症,导致静脉周围炎,使血管扩张。

(4)遗传因素:如静脉壁先天性薄弱,不能耐受血管内压力等。

(5)妊娠与分娩因素:妊娠期激素的影响可使盆腔与直肠血管扩张。随着胎儿的增大,可压迫盆腔静脉,使腹内压力增高,进而影响静脉回流,引起或加重痔。

(6)职业因素:某些体位易使肛门受压,造成痔静脉淤血,以蹲位最为典型。

(7)理化刺激因素:肛门受到某些物理化学因素的刺激,如冷、热、潮湿等,可引起局部充血,如长期反复多次则很容易引起痔。

(8)腹内高压因素:一些引起腹腔或盆腔压力增高因素,如腹腔肿瘤、慢性咳喘、前列腺肥大等,可使静脉回流受阻。

**2. 痔的临床分类及分型有哪些?**

痔分为内痔、外痔、混合痔三类。

(1)内痔的主要症状是出血和脱出,可并发血栓、嵌顿、绞窄及排便困难。根据内痔的症状,其严重程度分为 4 度。

Ⅰ度:排便时带血,血色鲜红,便后出血可自行停止;无痔脱出。

Ⅱ度:常有排便时出血,血色鲜红;便时有痔脱出,便后可自行还纳。

Ⅲ度:可有便血;排便、久站及咳嗽、劳累、负重时有痔脱出,需用手还纳。

Ⅳ度:偶有便血;痔核脱出不能还纳,或还纳后易脱出。

(2)外痔的主要症状是肛门部有软组织团块,可有肛门不适、潮湿或异物感,如发生血栓及炎症,可有疼痛。根据外痔的组织特点分为血栓性外痔、静脉曲张性外痔、炎性痔、结缔组织性外痔四型。

(3)混合痔主要表现为内痔和外痔的症状同时存在,严重时表现为环状痔脱出。

**3. 痔的常用检查手段有哪些?**

(1)肛门视诊:检查有无内痔脱出,肛门周围有无静脉曲张性外痔、血栓性外痔及皮赘,必要时可行蹲位检查。观察脱出内痔的部位、大小和有无出血,观察痔黏膜有无充血、水肿、糜烂和溃疡。

(2)肛管直肠指诊:是重要的检查方法。Ⅰ、Ⅱ度内痔指诊时多无异常;对反复脱出的Ⅲ、Ⅳ度内痔,指诊时可触及齿状线上的纤维化痔组织。

(3)肛门直肠镜:可以明确内痔的部位、大小、数目和内痔表面黏膜有无出血、水肿、糜烂等,同时有助于排除肛门直肠肿瘤和其他疾病。

(4)粪便隐血试验:是消化道出血的常用筛查手段。

(5)全结肠镜:以便血就诊、有消化道肿瘤家族史或本人有息肉病史、年龄超过 50 岁、粪便隐血试验阳性以及缺铁性贫血的痔患者,建议行全结肠镜检查。

### 4. 痔的诊断要点是什么？

（1）排便常带血或便后出血。

（2）大便时可有紫红色肿物突出，数目不等，肛门处可有发胀、异物感及疼痛。少数黏膜糜烂，有时肿物脱出不易还纳。

（3）直肠指诊及肛门镜检查可确诊，同时应排除直肠癌及直肠息肉等疾病。

### 5. 痔的注射疗法及注意事项是什么？

黏膜下层硬化剂注射是治疗内痔的常用有效方法。其目的是将硬化剂注入痔块周围，产生无菌炎性反应，达到小血管闭塞和痔块内纤维增生、硬化、萎缩的目的。常用的硬化剂有5%石炭酸植物油、5%鱼肝油酸钠、5%盐酸奎宁尿素水溶液及4%明矾水溶液等。

用5%石炭酸植物油做大剂量注射，有以下优点：①用5%浓度，总剂量可注射10～15 ml，一般无不良反应。而用其他硬化剂，小剂量疗效不佳，大剂量可引起黏膜坏死或溃疡。②植物油配制溶液易吸收，且反应小，而用其他矿物油配制药物不易吸收，并可致不良后果。③石炭酸本身有杀菌作用。④注射后局部产生瘢痕较少。

（1）适应证：无并发症的内痔，都可用注射疗法。一期内痔，主诉便血无脱垂者，最适宜用注射疗法，对控制出血效果明显。二、三期内痔注射后可防止或减轻脱垂，痔术后再度出血或脱垂仍可注射。对年老体弱、严重高血压、有心、肝、肾等疾病者，都可用注射治疗。

（2）禁忌证：任何外痔、有并发症的内痔（如栓塞、感染或溃疡等）及妊娠期均不宜行注射疗法。

（3）注意事项：①首次注射最重要。注射针宜用9号长的穿刺针，因太细药液不易推入，太粗易致出血。②注射中和注射后都不应有疼痛，如觉疼痛，往往为注射离齿状线太近所致。③注射后24小时内不应大便，以防痔块脱垂。如有脱垂，应告诉患者立即回纳，以免发生痔静脉栓塞。④第2次注射前,先做直肠指诊,如痔块已硬化,表明黏膜已固定,则不应再注射,或经肛门镜先以钝针头试探,如痔核表面黏膜松弛,则再进行注射。⑤若注射部位过深,可导致局部坏死、疼痛或脓肿形成。⑥注射后应卧床休息片刻,防止虚脱等。

(4)并发症:本法治疗内痔较为安全,很少发生并发症,如发生并发症多是注射深度不正确所致。如注射太浅可致局部坏死及溃疡,注射太深可致损伤。例如,为男性注射右前内痔,若注射太靠近前正中处,可损伤前列腺及尿道而致血尿;注射到直肠外,可损伤前列腺及尿道而致血尿;注射到直肠内,可致狭窄、脓肿及肛瘘。因此,要重视注射技术。

**6. 痔术后并发症及防治措施有哪些?**

(1)出血:各种痔手术都有发生出血的可能,应注意手术中严密止血和术后观察。

(2)尿潴留:术前排尿、严格控制输液量和输液速度、减少布比卡因等麻醉药的应用可减少术后尿潴留。

(3)疼痛:使用长效麻醉合剂、手术后使用镇痛药、局部使用黏膜保护剂等可减轻疼痛。

(4)肛门失禁:过度扩肛、肛管括约肌损伤、内括约肌切开等易引起肛门失禁。术中操作应轻柔,注意保护肛管括约肌,减少损伤。

(5)肛门狭窄:多个痔切除手术、注射疗法、痔环形切除、痔上黏膜环切钉合术、选择性痔上黏膜切除术等有导致术后肛门狭窄的可能。肛门狭窄的治疗措施包括扩肛、肛管成形术。

(6)其他并发症:包括直肠黏膜外翻、肛周皮赘等,需注意防治。